René Schliwinski

Kambô

Die Froschmedizin vom Amazonas

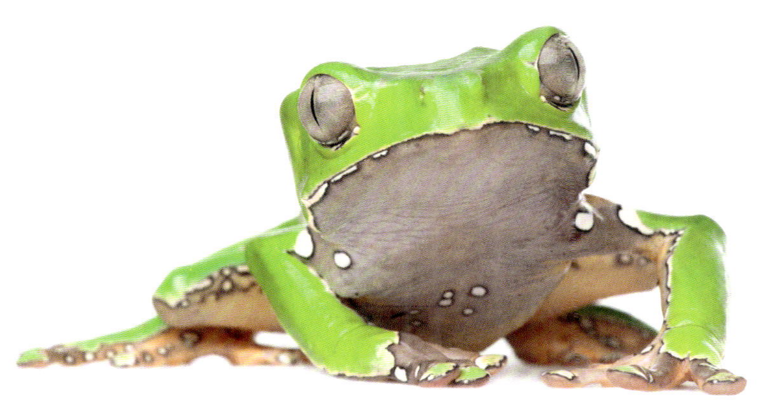

Arun & Nachtschatten

Haftungsausschluss

Die Benutzung dieses Buches und die Umsetzung der darin enthaltenen Informationen erfolgen ausdrücklich auf eigenes Risiko. Der Verlag und auch der Autor können für etwaige Unfälle und Schäden jeder Art, die sich bei Anwendung der Methoden aus diesem Buch ergeben, aus keinem Rechtsgrund eine Haftung übernehmen.

Rechts- und Schadenersatzansprüche sind ausgeschlossen.

Das Werk inklusive aller Inhalte wurde unter größter Sorgfalt erarbeitet. Dennoch können Druckfehler und Falschinformationen nicht vollständig ausgeschlossen werden. Der Verlag und auch der Autor übernehmen keine Haftung für die Aktualität, Richtigkeit und Vollständigkeit der Inhalte des Buches, ebenso nicht für Druckfehler.

Es kann keine juristische Verantwortung sowie Haftung in irgendeiner Form für fehlerhafte Angaben und daraus entstandenen Folgen vom Verlag bzw. Autor übernommen werden.

Für die Inhalte der in diesem Buch genannten Internetseiten sind ausschließlich die Betreiber der jeweiligen Internetseiten verantwortlich.

Arun-Verlag, Engerda 28, D-07407 Uhlstädt-Kirchhasel,
Tel.: 036743-23314
email: info@arun-verlag.de, www.arun-verlag.de, arun-verlag.blogspot.com
Lizenzausgabe Nachtschatten Verlag, Kronengasse 11, CH-4500 Solothurn
www.nachtschatten.ch
Umschlagfotos: istockphoto.
Fotos im Innenteil: siehe Bildnachweis auf S. 98.
Fachlektorat: Markus Berger, Nachtschatten-Verlag.
Gesamtgestaltung: Arun-Verlag.
Gesamtherstellung: Jelgavas Tipografija, Jelgava, Lettland.

ISBN 978-3-86663-123-6 (für Arun)
ISBN 978-3-03788-607-6 (für Nachtschatten)

Inhaltsverzeichnis

Danksagung

Ich möchte mich von ganzem Herzen bei meiner Familie bedanken. Bei meiner lieben Mutter, die mir das Geschenk des Lebens gemacht hat und mir ihr empfindsames Wesen mitgegeben hat. Ich danke auch meinem Vater, der immer in mich vertraut hat und mir bis heute unterstützend zur Seite steht. Ich danke meiner bereits verstorbenen Großmutter, die mich immer gefördert und ermutigt hat, die richtigen Fragen zu stellen. Ich danke meinem 90-jährigen Großvater, durch den ich lernen durfte, dran zu bleiben, nicht aufzugeben und meine Ziele zu verfolgen. Ich danke von ganzem Herzen meiner geliebten Ehefrau, Partnerin und Weggefährtin. Du lehrst mich so Vieles. Ohne dich wäre ich heute nicht der Mann, der ich bin. Ich möchte auch von Herzen meinen beiden Bonuskindern danken. Ihr seid großartige Lehrer für mich. Durch euch habe ich die Liebe und Fürsorge der Mutter und die Autorität und Güte des Vaters in mir entdeckt. Ich danke all meinen Weggefährten und Buddys für eure Freundschaft und Treue. Ich danke all meinen Lehrern, die mich durch den Dschungel der Erfahrungen, der Befangenheit und Täuschung zu mir selbst führen. Ich verneige mich in Demut vor der Größe und Weisheit des einen Lehrers, der durch alle Formen, in genau diesem Augenblick wirkt. Er steht für die Erkenntnis des Selbst, den Ursprung und die Unendlichkeit. Ich danke für die Gnade und das Geschenk des Lebens, für die Schönheit der Schöpfung und für diesen wunderbaren Körper, durch den ich mich hier auf Erden als menschliches Wesen erfahren darf. Ich danke für die Liebe und das Mitgefühl, welche mir das Herz erwärmen und mich fühlen lassen, dass ich Teil des Lebens, Teil des großen Mysteriums bin. Ich danke voller Respekt und Wertschätzung dem Stamm der Matsés, den Katukina und den Yawanawa (Indigene) aus dem Amazonasbecken, die ihr Wissen um Kambô und dessen Anwendung mit uns teilen.

Einige Worte vorweg

Ich persönlich habe von Kambô – der Froschmedizin aus dem Regenwald – das erste Mal vor etwa 6 Jahren von einer lieben Freundin und Weggefährtin erfahren. Sie selbst hatte Kambô im Rahmen einer Heilarbeit mit Ayahuasca – dem schamanischen Zaubertrank –, von einer peruanischen Schamanin und einem slowenischem Heiler kennen gelernt. Auf einmal war Kambô in aller Munde. Wie ein Lauffeuer verbreitete sich die Kunde dieser bemerkenswerten Methode der Reinigung und Initiation, welche die indigenen Stämme des Amazonas entdeckt hatten. In bestimmten psychonautischen Kreisen schien es plötzlich Mode zu sein, zumindest einmal eine Kambô-Sitzung gemacht zu haben. Stolz präsentierten die Menschen gegenseitig ihre Kambô-Narben. Mein Interesse war geweckt. Als ich jedoch hörte, dass eine Sitzung in der Regel auch sehr unangenehm sein kann, starke Symptome- bzw. Entgiftungsreaktionen wie Übelkeit, Erbrechen und auch Durchfall provozieren könne, wurde meine Begeisterung ganz schnell wieder gebremst. Ich wusste bereits, durch meine Erfahrungen mit Shat Kriyas - yogischen Reinigungsübungen, Vamana – einer purgativen Methode des Ayurveda und zahlreichen Ayahuasca-Zeremonien, wie herausfordernd solche Reinigungsprozesse sein können. Dennoch lies mich Kambô nicht mehr los. Immer wieder hörte ich von teils phantastischen Erfahrungsberichten und außergewöhnlichen Therapieerfolgen. Was war also dran an dieser Methode?

Ich begann im Internet zu recherchieren, schaute mir diverse Videos auf YouTube an, sprach mit Bekannten über ihre persönlichen Erfahrungen und machte Kontakt mit einigen Kambô-Praktikern im deutschsprachigen Raum. Dies ermutigte mich schließlich dazu, trotz meiner Aversionen und Bedenken eine erste Kambô-Sitzung – ich sollte eigentlich sagen: Kambô-Initiation – zu wagen. Inspiriert durch diese erste, für mich ziemlich heftige Erfahrung, wollte ich tiefer in das Thema einsteigen und mit Kambô arbeiten. Daraufhin folgten weitere Sitzungen und ich tauchte Schritt für Schritt in die Kambô-Arbeit ein. Ich erlernte die verschiedenen Formen der Anwendungen und erforschte, vor allem durch eigene Erfahrungen, die Wirkung dieser schamanischen Medizin. Irgendwann kamen die Menschen auf mich zu und wollten Behandlungen haben. Dem Ruf folgend, fing ich allmählich damit an.

Theoretisch stieß ich sehr schnell an Grenzen. Mir wurde klar, dass es eigentlich so gut wie keine Literatur zum Thema gibt. Also machte ich mich selbst daran, diese Lücke zu füllen. Meine anfängliche Motivation war eher die, dass ich mein eigenes Wissen vertiefen wollte. Als ich dann gefragt wurde, ob ich nicht mal Lust hätte, einen Vortrag über Kambô zu halten, formte sich ein kurzer Fachvortrag zum Thema, bei dem ich interessierte Menschen einfach über meine Arbeit mit Kambô informierte. Daraus ergab sich, sozusagen als nächster Schritt, eine Info-Broschüre

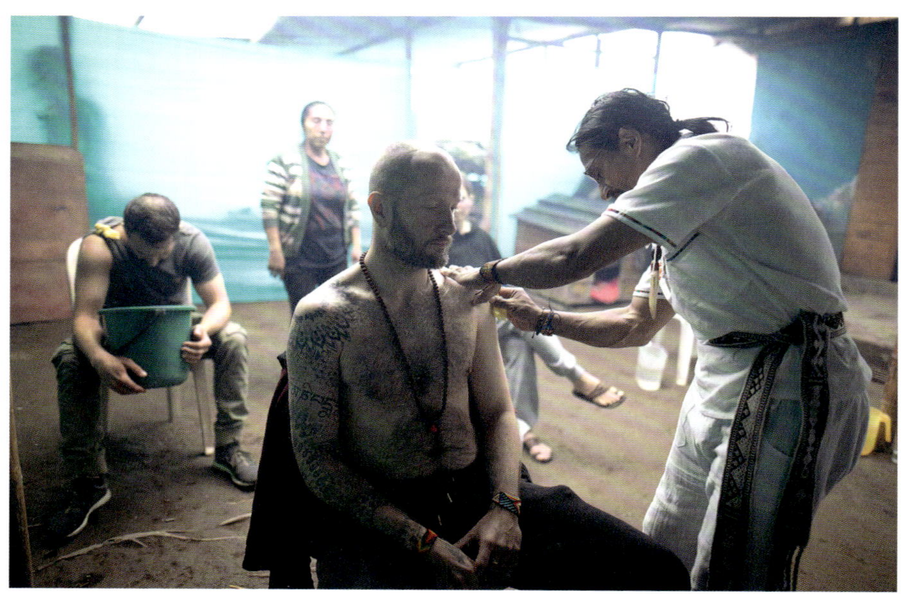

für die Menschen, die sich für eine Kambô-Behandlung oder Initiation interessierten. Ich veröffentlichte auch einige kürzere Artikel in diversen Zeitschriften. Aus all dem ist nun dieses Büchlein entstanden, das Sie in diesem Augenblick in den Händen halten. Es wollte sozusagen durch mich geschrieben werden.

Mein Wunsch ist es, dass dieses Büchlein Sie mit Kambô – dem Heiler aus dem Regenwald – bekannt macht und Ihnen diese besondere schamanische Methode zur Reinigung und Entgiftung vorstellt. Vielleicht inspiriert es Sie ja dazu, selbst den Schritt zu wagen und sich auf eine erste Sitzung einzulassen. Zudem ist es mir ein großes Anliegen, auf die reichen und erhaltenswerten Traditionen der indigenen Völker des Amazonas Regenwaldes, deren natürlicher Lebensraum durch Zerstörung und Ausbeutung bedroht wird, aufmerksam zu machen. Wir können so Vieles von diesen alten Kulturen über die Natur und uns selbst lernen. Sie laden uns nämlich dazu ein, ihr traditionelles Wissen um Heilung mit uns zu teilen, damit wir uns selbst wieder näher kommen und uns an unsere spirituellen Wurzeln erinnern können. Und schließlich möchte ich an unsere bewusste Eigenverantwortung in Bezug auf Gesundheit und Heilung erinnern. Die *Medizinas* des Dschungels können uns dabei behilflich sein.

René Schliwinski
Chemnitz, Januar 2020

Überlieferung von Wissen

Vor dem digitalen Zeitalter, also vor noch gar nicht all zu langer Zeit, bevor es Smartphones, Laptops und Computer gab und wir begannen, sämtliche Informationen elektronisch abzuspeichern, war es viele Jahrhunderte üblich, unser Wissen in Büchern und Schriftrollen niederzuschreiben. Doch vor der Erfindung der Schrift überlieferten die Menschen jahrtausendelang ihr Wissen durch Gesang und Sprache, in Form von Liedern, Rezitationen und mündlichen Erzählungen.

Legenden und Mythen können als Gedächtnis der Menschen oder auch als „Brunnen der Erinnerung“ einer Kultur bezeichnet werden. Sie bewahren das alte Wissen für die folgenden Generationen in Form von lebendigen Erzählungen und Geschichten. Jede Kultur hat ihre ganz eigenen Sagen, Märchen, Mythen und Legenden. Ebenso wie die Sagen haben auch die Legenden immer einen wahren Kern, auf dem die Erzählungen aufbauen. In der Regel erzählen Legenden von besonderen Personen (Frauen und Männern, Heiligen, Hexen, Helden, Heilerinnen, Kriegern etc.) oder Geschehnissen in der Geschichte einer Kultur, die eine außergewöhnliche Begebenheit oder ein wichtiges Ereignis beschreiben. Die Kaxinawa oder Huni Kuin Indigenen, die heute nur noch in kleiner Zahl im nordöstlichen Peru und Brasilien leben, erzählen sich solch eine alte Legende.[1]

Die Legende von Kampu

Vor langer, langer Zeit, als der Wald noch unbeschadet war und es keine gierigen Konzerne gab, die den Urwald roden, die Flüsse vergiften, seine Schätze selbstsüchtig rauben und die Waldvölker versklaven, lebten die Menschen im Einklang mit ihrer Umgebung und den Gesetzen von Mutter Natur. Die Menschen nahmen nur vom Wald, was sie täglich zum Leben brauchten. Sie behandelten alles mit großem Respekt und Ehrfurcht, denn sie wussten, dass sie Teil des Waldes sind und jeder Baum, jede Pflanze, jeder Stein, jeder Fluss beseelt und lebendig ist. Die Bäume, Pflanzen und Tiere waren ihre Ahnen und ehrwürdigen Lehrer. Eines Tages wurden die Menschen des Stammes sehr krank. Kampu, der Pajé (port. für Medizinmann) des Dorfes, begann alles zu tun, was in seiner Macht lag, um seinen Leuten zu helfen. Doch kein Ritual, kein Zauberkraut, kein Sud, keine Asche, kein einziges bekanntes Heilmittel konnte das Übel der Krankheit abwenden. Also zog sich der Schamane einige Tage fastend tief in den Wald zurück, kochte und trank das heilige Ayahuasca, um die Geister der Ahnen um Rat zu bitten. In einer inneren Vision erschien ihm die „Mutter des Waldes“. In ihren Händen hielt sie einen Frosch. Sie zeigte dem Pajé, wo er den Frosch finden würde, wie er das Sekret des Frosches „melken“ konnte und wie diese Froschmedizin anzuwenden sei. Der Medizinmann wendete das Wissen, was ihm durch Ayahuasca geschenkt wurde zuerst

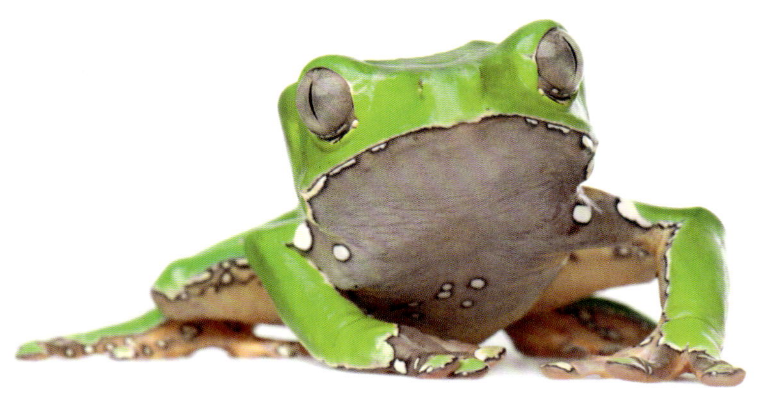

Phyllomedusa bicolor - der Kambô-Frosch

bei sich selber an und konnte sich dadurch heilen. Danach kehrte er zurück zu seinem Stamm und begann, die Kinder, die Frauen und die Männer mit dem Frosch-Sekret zu behandeln. Nach und nach wurden seine Schwestern und Brüder wieder gesund. Von da an wurde er von seinen Leuten als Pajé Kampu verehrt. Über die Jahre wurde der Pajé und sein Heilwissen auch in anderen Gemeinschaften und Dörfern bekannt. Es wird erzählt, dass der Medizinmann, als er sehr alt und am Ende des Lebens stand, sagte: *„Ich werde helfen, Krankheiten zu heilen."* und dann seine schamanische Kraft und sein Heil-Wissen auf den Frosch übertrug, um so auch den folgenden Generationen als Heiler dienen zu können.[1] Seitdem wird der Frosch nach dem Schamanen benannt. Und so wirkt auch heute noch der Geist von Pajé Kampu in der Heil-Arbeit mit dem Sekret des Kambô-Frosches.

(1) Labate, B. C., & Lima, E. C.: Medical drug or shamanic power plant: The uses of Kambô in Brazil. Ponto Urbe [Online], 15, posted online 31 December 2014. Retrieved from http://journals.openedition.org/pontourbe/2384, 2014.

Was genau ist Kambô?

Pajé Kampu war der Name des mythologischen Schamanen aus der Legende der Huni-Kuin-Indigenen, die wir bereits gehört haben. Kambô wird auch der Riesenmaki-Frosch, *Phyllomedusa bicolor* genannt, auf den wir noch genauer eingehen werden. Das Sekret dieses Frosches wird in den amazonischen Sprachen als Kambô sowie in spanisch und portugiesisch als Sapo (Kröte) bezeichnet. Und schließlich ist Kambô auch die Bezeichnung für die so genannte Frosch-Sekret-Impfung selbst. Der natürliche Impfstoff des Kambô-Frosches ist unter vielen Namen bekannt, wie z.B. Cambu, Sapo, Dow-Kiet, Acaté, Vacina do Sapo oder Vacina de Floresta u.a..

Kambô ist eine traditionelle, indigene Jagdmedizin aus dem Amazonasgebiet. Die Eingeborenenstämme, wie zum Beispiel die Mastés, Amahuaca, Huni Kuin, Katukina, Yawanawa und Marubo-Indigene nutzen seit Generationen das Sekret des Kambô-Frosches als eine Art Stärkungsmittel und natürlichen Impfstoff. Sie aktivieren damit ihr Immunsystem, behandeln eine ganze Reihe von Erkrankungen und regen körperliche Reinigungsprozesse an. Die Frosch-Sekret-Impfung wird in diesen Stämmen traditionell zur Vorbereitung auf eine bevorstehende Jagd verwendet und um negative Einflüsse und Pechsträhnen bei der Jagd abzuwenden. Diese Impfung soll dem Körper helfen, schädliche Einflüsse auszuscheiden und die optimale Gesundheit wiederherzustellen.

Was geschieht da eigentlich?

Aus medizinischer Sicht sind es die besonderen Inhaltsstoffe des Froschsekrets, die so genannten Neuropeptide, die in unserem Organismus eine ganze Reihe von außerordentlichen und höchst interessanten Reaktionen in Gang setzen. Die bioaktiven Peptide von Kambô haben ihre hauptsächliche pharmakologische Aktivität im Magen-Darm-Trakt, im Herz-Kreislauf- und im Nervensystem. Kambô enthält keinerlei Verbindungen, die allgemein als Mittel zur Bewusstseinsveränderung anerkannt sind. Es sind vielmehr die Neuropeptide, die verschiedene Rezeptoren stimulieren und somit Bewusstseinsveränderungen hervorrufen können. Die Wirkstoffe von Kambô verursachen starke vegetative Symptome wie zum Beispiel Schwitzen und Erbrechen. Viele Anwender berichten von tiefgreifenden Reinigungsprozessen und körperlich-emotionalen Erfahrungen, die zu therapeutischen Effekten und Heilungen führen.[2] Im Kapitel „Was sagt die Wissenschaft“ beleuchten wir die Peptide noch etwas genauer und nehmen ihre therapeutische Wirkung unter die Lupe. Nur soviel sei hier schon mal gesagt: Unser Immunsystem wird durch diese natürliche Impfung stark angeregt und die Selbstheilungskräfte des Körpers aktiviert. Im Lymph- und Blutkreislauf mobilisiert sich das Abwehrsystem. Ebenso wird die Ausscheidung der Säfte in unserer Leber, der Galle, des gesamten Magen- und Darmtraktes provoziert.

Panema - Dunkle Wolken

Aus der Sicht der Ureinwohner sind negative Ereignisse, sowie körperliche und geistige Krankheiten die Folge von „Panema". Panema ist ein Begriff, der Dunkelheit, Traurigkeit, Wolken, Depression oder auch Pechsträhne bedeutet. Wenn sich negative Ereignisse oder Krankheiten im Leben eines Menschen häufen, wird es dem Glauben der Amazonasindigenen nach Zeit für eine Kambô-Behandlung. Die Indigenen sagen, dass Kambô uns einen enormen Energieschub gibt und in der Lage ist, dieses „Panema" zu entfernen. Kambô soll ihrer Meinung nach Blokkaden lösen und das Energiefeld eines Menschen klären. So können gesundheitsschädigende Gewohnheiten und Verhaltensmuster aufgelöst werden. Die dadurch entstehenden Veränderungen wirken sich dann positiv auf die Lebensbedingungen des Anwenders aus.

Tradition und Moderne

Kambô wird traditionell von den Jägern im Amazonas verwendet. In den letzten beiden Jahrzehnten wurde Kambô bei uns im Westen zunehmend in neoschamanischen Kreisen eingeführt und dort zur Selbsterfahrung und zu Heilungszwekken eingesetzt. Dabei wird Kambô häufig in einem zeremoniellen Rahmen von zertifizierten Therapeuten oder erfahrenen Praktikern verabreicht. Das Set und Setting sind auch bei einer Kambôerfahrung extrem wichtig, da die pharmakologischen Auswirkungen der Verabreichung sehr intensiv sein können. In seltenen Fällen gab es problematische Situationen, die zu einer Krankenhauseinweisung geführt haben.[3] Die vegetativen Symptome sind jedoch in den allermeisten Fällen unproblematisch und beschränken sich auf Übelkeit, Erbrechen, niedrigen Blutdruck, Herzklopfen und Ödeme (Froschgesicht, s.a. S. 57), die vollständig reversibel sind.

Fazit

Zusammenfassend können wir sagen, dass die Kambô-Behandlung durch die Neuropeptide reinigende, stärkende und antipatogene Wirkungen auf körperlicher Ebene hat. Zudem hat Kambô klärende Qualitäten auf unsere Emotionen und unseren Geist. Das ist nicht unbedingt wissenschaftlich bewiesen, jedoch praktisch von jedem, der es wagt Kambô auszuprobieren, erfahrbar. Nicht selten brechen während einer Sitzung starke Emotionen hervor. Alter festgehaltener Zorn, unterdrückte Angst, nicht gefühlte Traurigkeit oder eingefrorener Schmerz können endlich wieder ins Fließen kommen. Gehen wir bewusst durch solche Emotionen hindurch, erlauben wir uns diese voll und ganz zu fühlen, können Heilung und auch Wandlung geschehen. Schmerz kann sich in Mitgefühl wandeln, Angst in Lebenslust, Zorn in Liebe und Traurigkeit in stille Freude. Dass Kambô in den letzten Jahren ein zunehmendes Interesse erfährt, hat sicherlich mit dem Wunsch des Menschen nach Heilung, Transformation und Sinnsuche zu tun. In einer Welt, die sich zunehmend von der Natur entfremdet, im Digitalen Zeitalter von Smartphones und Onlinebusiness, entwickelt der Mensch allmählich wieder das Bedürfnis, aus diesem Hamsterrad des „schneller-höher-weiter" auszusteigen und sich der Natur und seinem Inneren zuzuwenden. Kambô fungiert an dieser Stelle als eine Art Ethno-Therapie, die das Potenzial hat, durch intensive körperlich-emotionale Erfahrungen und zeremonielle, symbolische Handlungen Heilungs- und Transformationsprozesse zu initiieren. Manchmal erscheint es sogar wie ein Wunder zu bezeugen, was mit den Menschen geschieht, die durch solch einen Erfahrungsprozess gegangen sind. Doch es braucht wirklich Mut, sich auf die Intensität von Kambô einzulassen.

(2) Jan M. Keppel Hesselink, Michael Winkelman,Vaccination with kambo against bad Influences: Prosesses of Symbolic Healing and Ecotherapy, 2019.

(3) Keppel Hesselink, J.M.: Kambô: A shamanistic ritual arriving in the west: Description, risks and perception by the users. International Journal of Psychology and Psychoanalysis, 4(2), 4:034. DOI: 10.23937/2572-4037.1510034, 2018c.

Wie Kambô in den Westen kam

Die ersten offiziellen Beobachtungen, die den Einsatz von Kambô beschreiben, wurden von dem französischen Priester Pater Constantin Tastevin im Jahre 1925 gemacht. Er lebte damals beim Stamm der Kaxinawá (Huni Kuin), am oberen Juruá-Fluss in Brasilien und beobachtete die Anwendung von Kambô bei den Jägern.[4] Der Anthropologe Robert Carneiro war anscheinend der Erste, der eine akademische Veröffentlichung zu Kambô vorlegte. Er schrieb in diesem Zusammenhang über das Sekret eines Frosches, welches von den Amahuaca als Jagdzauber verwendet wurde.[5] In den 1980iger Jahren dokumentierte die amerikanische Anthropologin Dr. Katherine Milton die Verwendung von Kambô durch den Mayoruna Stamm in Brasilien.[6] Die Mayoruna werden in Peru Matsés genannt. Peter Gorman, ein amerikanischer Journalist, berichtete 1986 öffentlich in einem amerikanischen Magazin über seine persönlichen Abenteuer im Amazonas und seine eigenen Erfahrungen mit Kambô beim Stamm der Matsés in Peru. Nun wurde auch die Öffentlichkeit auf das Sekret des Kambô-Frosches aufmerksam. Gorman war der Erste, der eine Probe mit dem Froschsekret für wissenschaftliche Untersuchungen an John Daly und Vittorio Erspamer, Forscher in den USA und Italien, weitergab.[7] Jetzt begannen sich auch die Wissenschaft und Pharmaindustrie brennend für die Inhaltsstoffe des Sekrets zu interessieren. Es wurde geforscht, die Inhaltsstoffe identifiziert, die Wirkstoffe isoliert und sogar etliche Patente, die laut Gorman in Schreibtischschubladen verschwunden sind, angemeldet.[8] In den späten 1980iger und frühen 1990iger Jahren wurden dann erstmals nicht indigene Arbeiter der Kautschukplantagen in Brasilien von den Eingeborenen in die Verwendung von Kambô initiiert. In den 1990iger Jahren war es wohl Francisco Gomes, einer der Plantagenarbeiter, der einige Jahre bei den Katukina Indigenen lebte und dann zusammen mit ihnen begann, Kambô in Brasilien bekannt zu machen. Auch gibt es Hinweise, dass die Verbreitung von Kambô in Brasilien und auf internationaler Ebene maßgeblich durch die Netzwerke der brasilianischen Ayahuasca-Kirchen, Uniao do Vegetal (UDV) und Santo Daime stattfand.[9] Zusammen mit dem Export von Ayahuasca kam Kambô quasi mit im Handgepäck vor einigen Jahren zu uns nach Europa. Zu Beginn dieses Jahrhunderts lernte die Phytotherapeutin und Akupunkteurin Sonia Maria Valencia Menezes die Kambô-Anwendung von Francisco Gomes kennen. Menezes führte dann das Ritual in der Klinik eines befreundeten Psychiaters ein. Sie arbeitete nach den Praktiken von Stanislav Grof, schuf jedoch ihren eigenen Mix, der als „Psychotherapie der Verzauberung" bezeichnet wird und ebenfalls von der Jungschen Psychologie, Alchemie, dem Holotropen Atmen und dem Schamanismus inspiriert ist. Und ab hier finden wir die Einbettung des Kambô-Gebrauchs in einen neo-schamanistischen Heilungskontext. Zuvor ist uns aus der Literatur und den Beobachtungen der Anthropologen

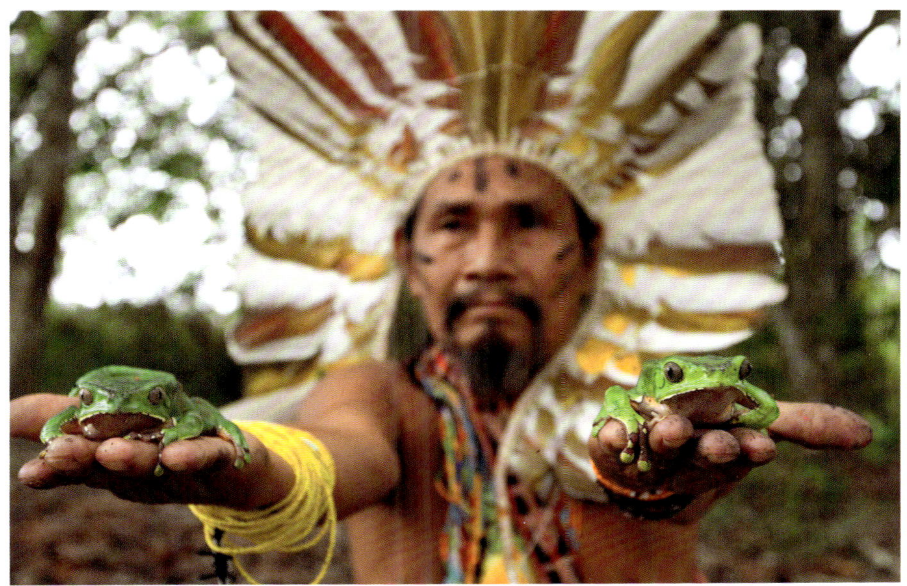

Schamane mit Kambô-Fröschen zur Herstellung der Kambô-Medizin, Amazonas, Alt jurua, Croa, Brasilien

keine Anwendung in einem schamanischen Kontext bekannt. Nicht die Schamanen haben Kambô angewendet, sondern die einfachen Jäger. Sie haben sich selbst geimpft, um sich auf die Jagd vorzubereiten. Menezes stellte beim ersten Treffen des brasilianischen Schamanismus, das von der Santo Daime in São Paulo organisiert wurde, Kambô als schamanische Medizin vor. Und Professor Edilene Coffaci de Lima, eine Anthropologin der Universität von Parana in Brasilien, sprach auf dieser Konferenz darüber, dass mittlerweile die „Schamanisierung von Kambô" stattgefunden habe.[9/10/11]

Traditionell wurde die Frosch-Sekret-Impfung als magischer Jagdzauber, von den indigenen Amazonasbewohnern, vor allem jedoch von den Jägern, benutzt, um negative Einflüsse zu überwinden und erfolgreich bei der Jagd zu sein. Kambô war also ursprünglich keine schamanische Medizin und wurde auch nicht von einem Schamanen verabreicht, sondern konnte von jedermann angewendet werden. Doch im Umfeld der Städte und dem Einfluss der westlichen Gesellschaft, wurde Kambô schnell als eine einheimische Medizin des Amazonas dargestellt. Die Grenzkultur der Plantagenarbeiter filterte dabei das traditionelle Wissen der Indigenen und schuf somit eine synkretistische Kultur um Kambô (Synkretismus bezeichnet die Verschmelzung verschiedener Kulturelemente und Traditionen zu einem neuen System oder Weltbild). Die Heilkraft der Natur und die Traditionen der Vorfahren wurden thematisiert und teils auch romantisiert. Kambô wurde als Heilmittel zur Bekämpfung aller Arten von Krankheiten und Übeln propagiert und in einem neo-schamanischen Kontext vermarktet. Und somit verwandelte sich zu Beginn des 21. Jahrhunderts der magische Jagdzauber der Indigenen hin zu einem allgemeinen neo-schamanistischen und transpersonalen Ritual, im Zusammenhang mit Heilung und persönlicher Transformation.[12]

(4) Tastevin C.: Le fleuve Muru - Ses habitants. Croyances et moeurs kachinaua. La Geographie. XLIII-XLIV: 403-422 & 14-35, 1925.
(5) Carneiro, R.: Hunting and hunting magic among the Amahuaca of the Peruvian Montaña. Ethnology, 9, 331-341, 1970.
(6) Protein and carbohydrate resources of the Maku Indians of Northwestern Amazonia. American Anthropologist 86:7-27, 1984.
(7) Peter Gorman: Sapo in my Soul, The Matsés Frog Medicine.
(8) Erspamer V., Erspamer G. F., Severini C., Potenza R. L., Barra D., et al.: Pharmacological studies of 'sapo' from the frog Phyllomedusa bicolor skin: A drug used by the Peruvian Matsés Indians in shamanic hunting practices, 1993.
(9) Lima, E., & Labate, B.: A expansão urbana do kampo (Phyllomedusa bicolor): Notas etnográficas [The urban expansion of kampo (Phyllomedusa bicolor): Ethnographic notes]. In B. Labate, S.L. Goulart, M. Fiore, E. MacRae, & H. Carneiro (Eds.), Drogas e cultura: Novas perspectivas [Drugs and culture: New perspectives] (pp. 315-344), Salvador, Bahia: Edufba, 2008.
(10) Labate, B.: The shaman who turned into a frog: A promise of patented medicine, 2. Retrieved from Erowid.org/animals/phyllomedusa/phyllomedusa_ article3.shtml. (Originally published in Portuguese in 'Comunidade Virtual de Antropologia'), 22.08.2012.
(11) Labate, B. C., & Lima, E. C.: Medical drug or shamanic power plant: The uses of Kambô in Brazil. Ponto Urbe [Online], 15, posted online 31 December 2014. Retrieved from http://journals.openedition.org/pontourbe/2384; 2014.
(12) Jan M. Keppel Hesselink, Michael Winkelman: Vaccination with kambo against bad Influences: Prosesses of Symbolic Healing and Ecotherapy, 2019.

Phyllomedusa bicolor

Der zweifarbige Maki Riesenfrosch (lat. *Phyllomedusa bicolor*), ist einer der größten Laubfroscharten, die in großer Zahl im Amazonas Regenwald vorkommen. Er ist auch unter den Namen zweifarbiger Baumfrosch, Riesenaffenfrosch, Wachsaffenbaumfrosch, Riesenblattfrosch und anderen bekannt. Diese Froschart findet sich sowohl im Amazonasbecken, als auch in einigen umliegenden Gebieten. Sie kommt zum Beispiel im Norden Boliviens, im Westen und Norden Brasiliens, im Südosten Kolumbiens, im Osten Perus, im Süden und Osten Venezuelas und in Guyana vor. Da diese Art im Augenblick noch weit verbreitet ist, steht sie in der Datenbank für gefährdete Arten der *IUCN - International Union for Conservation of Nature and Natural Resources* in der Kategorie „least concern", was soviel wie „nicht gefährdet" bedeutet. Die männlichen Tiere können ca. 9 bis 12 cm und die weiblichen Exemplare bis zu 15 cm groß werden. Gemessen wird hier immer die Kopf-Rumpf-Länge eines Tieres. Ein ausgewachsener Frosch hat etwa die Größe einer Hand. Für einen Froschlurch ist sein Körperbau ungewöhnlich kantig.

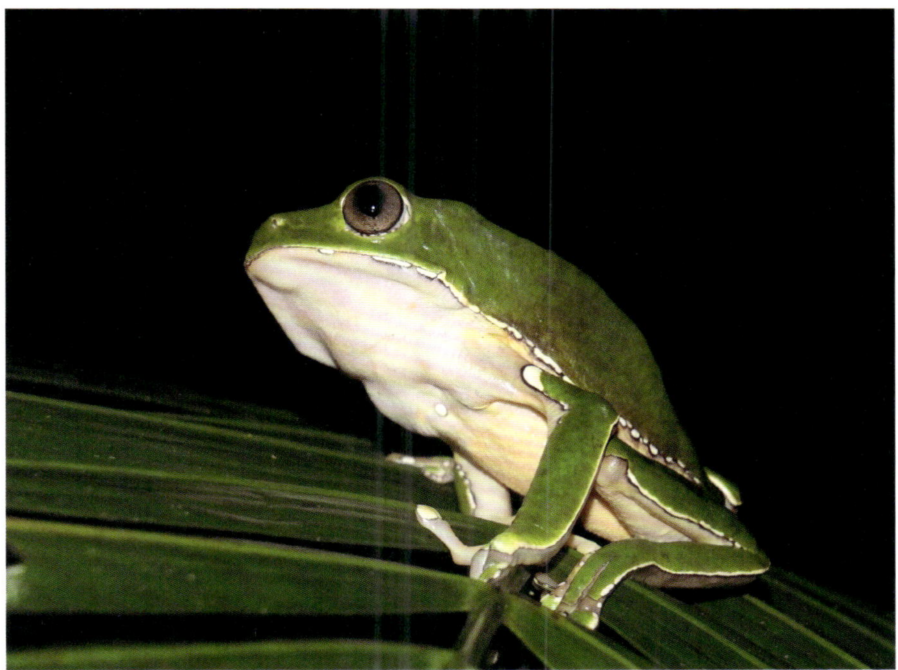

Kambô-Frosch auf Palmenblatt, hier sieht man gut den hellen Bauch

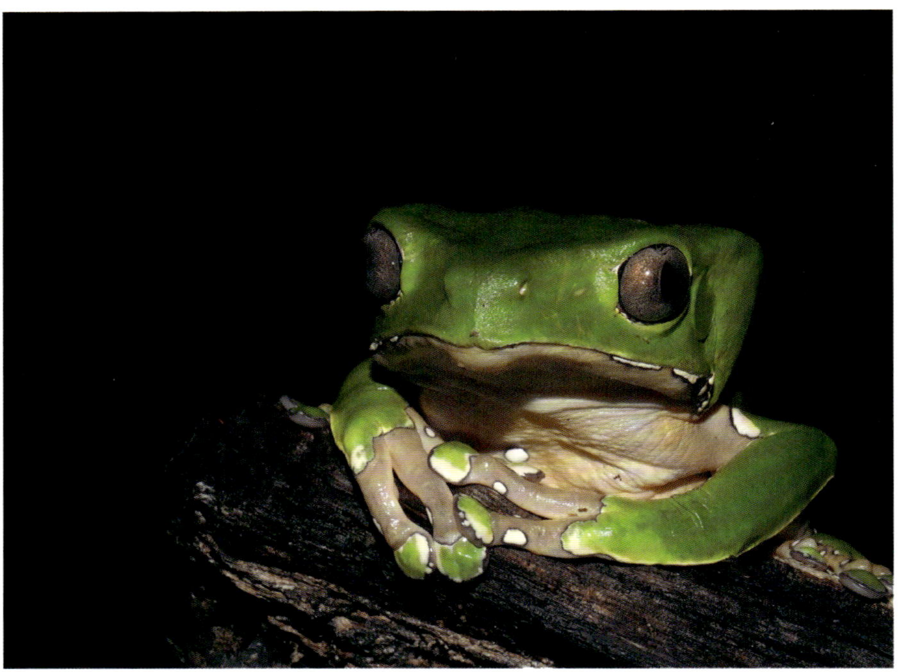

Der Kambô-Frosch mit seinem typisch markanten Gesicht

Der Rücken ist lind- bis neongrün, während der Bauch weiß bis gelbweiß oder manchmal auch cremefarben ist. Die unteren Lippen, die Brust und die Vorderbeine tragen spärlich weiße oder gelbe Flecken mit dunklen Rahmen. An den Flanken und Hinterbeinen können diese auch dichter sein. Die Finger des Frosches sind transparent braun und haben große, grüne Haftscheiben, die ihm das Klettern erleichtern. Hinter jedem Auge erstreckt sich eine markante Drüse über dem Tympanon, der Paukenhöhle des Frosches. Die Iris ist dunkelgrau. Der Frosch sieht sehr charismatisch aus. Er schaut, als ob er einen angrinst. Manche behaupten, er sei nicht schön oder sogar hässlich. Dies liegt jedoch im Auge des Betrachters. Phyllomedusa bicolor ist ein nachtaktiver Baumfrosch und gilt als ausgezeichneter Kletterer. Man kann ihn in der Regel in einer Höhe von 2 bis 3 Metern, manchmal sogar bis 7 oder mehr Metern Höhe in den Bäumen finden. Da die Gattung der Makifrösche zur Familie der sogenannten Greiffrösche gehört und sie ihre Finger und Zehen gegenüberstellen können, sind sie in der Lage, auch dünnere Pflanzenteile zu umfassen und daran geschickt hochzuklettern. Den Tag über verbringen die Tiere in den Bäumen an trockenen, warmen Plätzen. Zum Schutz gegen Austrocknung überziehen sie ihre Haut mit einer wachsartigen Schicht. In der Nacht begeben sie sich auf Nahrungssuche. Ihre Leibspeisen sind Spinnen und Insekten. Makifrösche bewegen sich langsam kletternd fort. Erst wenn ein Beutetier in Reichweite ist, schnappen sie blitzschnell zu. In der Regenzeit suchen sie Gewässernähe auf. Der Frosch hat den charakteristischen Ruf oder Gesang „*BAK BAk Bak Bak bak*", der wie ein Hundebellen klingt. Der erste Ruf ist laut, die folgenden werden immer leiser. Vor allem in der Regenzeit, zwischen November bis Mai, kann man ihn oft hören. Dieser Gesang wird von den indigenen Stämmen imitiert und lockt somit die Froschjäger zu ihrer Beute. Die Weibchen bauen in der Paarungszeit ein Nest, etwa 1-3 Meter über dem Boden, welches an Blättern angebracht wird. Zum Schutz vor Feinden und Trockenheit,werden die Blätter schützend um das Gelege zusammengerollt. Die aus den ca. 600 Eiern schlüpfenden Kaulquappen fallen dann ins darunter gelegene Wasser, wo sie sich zu Fröschen weiterentwickeln können. Die maximale Reproduktion tritt während der Regenzeit auf. Der grüne Riesenaffenfrosch ist ein entspanntes Tierchen, da er keine natürlichen Fressfeinde kennt. Selbst Schlangen spucken ihn sofort wieder aus, falls sie versehentlich einen verschluckt haben sollten. Dies liegt an dem besonderen Sekret des Frosches, welches die bereits erwähnten Neuropeptide beinhaltet. Einige Bestandteile dieser Peptide lösen einen sofortigen heftigen Brechreiz aus, sodass wirklich kein anderes Tier den Frosch als Nahrung nutzen kann. Glück für Kambô.

Quellenverweis zu den Infos im Kapitel:
https://www.zootier-lexikon.org/riesenmakifrosch-phyllomedusa-bicolor
https://de.winipedia.org/wiki/Makifrösche
https://de.winipedia.org/wiki/Greiffrösche
https://en.winipedia.org/wiki/Phyllomedusa_bicolor
https://en.winipedia.org/wiki/Amazon_basin
https://en.winipedia.org/wiki/International_Union_for_Conservation_of_Nature
https://www.iucnredlist.org/species/55841/11378972

Die Jagd

Die Kambô-Frösche sind possierliche, nachtaktive Baumbewohner. Sie leben in den Bäumen, in der Nähe der Igarapés, der Regenwaldwasserwege, wo sie sich nicht selten in Gruppen versammeln, um mit ihrem Gesang den Regen anzukündigen. Sie werden in der Regel im Morgengrauen, manchmal auch nachts, von den Indigenen gesammelt. Die Jäger können den Froschgesang sehr genau nachahmen und so die Frösche rufen. Da die Frösche keine natürlichen Fressfeinde haben, sind sie passiv und reagieren nicht, wenn sie von den Bäumen gepflückt werden.

Im folgenden lesen wir den Erfahrungsbericht einer Froschjagd.

„Der Morgen dämmert bereits, als ich mich zusammen mit Benjamin, einem jungen Australier, den ich kürzlich erst in Iquitos kennengelernt hatte, auf den Weg zu Pepés Hütte mache. Die Luft ist wie immer feucht und warm. Die Geräusche des Dschungels schwellen zu einem lauten Morgenkonzert an. Insekten, Vögel, Affen und anderes Getier. Alles summt, zirpt, brummt, singt, pfeift, kreischt und schreit. Ein unglaublicher, befremdlicher Geräuschpegel. Ich trage trotz der Wärme lange Kleidung, um mich besser vor den Moskitos zu schützen, die sich an mir laben wollen. Das meine Kleidung immer leicht klamm ist und am Körper klebt, daran habe ich mich bereits gewöhnt. An den nackten Füßen habe ich kniehohe Gummistiefel. Am Rand des kleinen Dorfes erwarten uns vor einer Hütte Pepé und Juan. Pepé nickt uns freundlich zu. Juan reicht jedem von uns eine Stirnlampe und einen schulterhohen Bambusstab. „Schlangen“, meint er und grinst uns an. Benjamin und ich schauen uns kurz an. Vermutlich gehen uns gerade ähnliche Gedanken durch den Kopf.

Wir setzen die Stirnlampen auf und folgen den beiden Männern in den Dschungel. Pepé geht den schmalen Pfad voran. Dicht hinter einander folgen wir ihm in den immer dichter werdenden Wald. Im dichten Dschungel ist es dunkel. Die Geräusche des Urwaldes hüllen uns ein. Mir ist etwas unwohl. Ich fühle mich unsicher und verletzlich in dieser fremden Umgebung. Wir sind bereits eine gute halbe Stunde unterwegs, als Pepé plötzlich stehen bleibt und uns andeutet das auch zu tun. Er sagt etwas zu Juan, welcher langsam an seine Seite tritt. Dann winken sie uns herbei. „Schaut“, sagt Juan und deutet mit dem Bambusstab auf den von unseren Stirnlampen erleuchteten Pfad vor uns. Und tatsächlich, einige Meter von uns entfernt, kreucht langsam eine armdicke, vielleicht 2 Meter lange Schlange über den Weg. Mir stockt kurz der Atem. So was kenne ich nur aus dem Zoo, hinter einer sicheren Glasscheibe. Pepé zuckt nur mit den Schultern. „Baby“ sagt Juan. Wir warten still einen Moment, bis der Weg wieder frei ist und gehen dann einfach weiter. Nach einer guten Weile erreichen wir eine Art Lichtung. Wieder bleiben wir stehen und lauschen. Pepé hält beide Hände vor den Mund und stoßt eine Art Froschruf aus. Benjamin

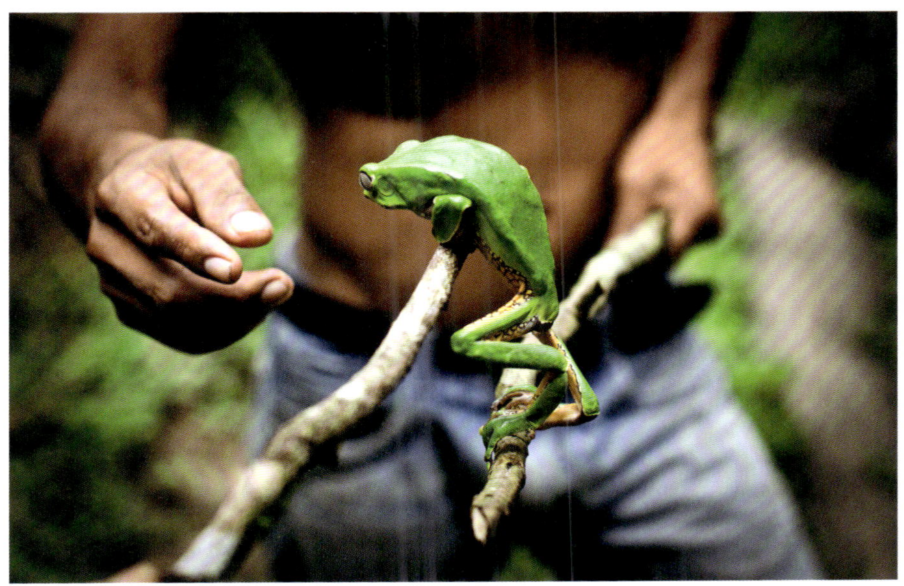

Stammesangehöriger der Matsés mit Kambô-Frosch, der verwendet wird, um das Sekret zu extrahieren. Iquitos, Peru

und ich schauen uns erstaunt an. Noch einmal wiederholt er das Geräusch. Klingt wirklich wie ein Frosch. Dann lauschen wir wieder gespannt. Nichts geschieht. Wir gehen weiter. Immer wieder quackt Pepé in den Wald. Und plötzlich gibt es aus einer anderen Richtung eine Antwort. Pepé nickt zufrieden. Wir verlassen den Trampelpfad und gehen quer durch den Dschungel in Richtung der Froschlaute. Mit einer Machete bahnt Juan uns den Weg. Erneut ruft Pepé den Frosch und dieser antwortet ihm. Wir sind ganz nah. Vor einem Baum bleiben wir stehen und leuchten aufgeregt in die Äste. Und siehe da. In etwa 3 Metern Höhe hockt ein etwa handgroßer grüner Laubfrosch und glotzt uns mit großen Augen an. Es sieht aus, als ob er lächelt. Fast so, als ob er auf uns gewartet hat. Wir freuen uns alle und lachen. Pepé tritt ganz nah an den Baum heran und streckt dem Frosch seinen Bambusstab hin. Er hält den Stab direkt an die Beine des Frosches und spricht dabei freundlich mit ihm. Doch der Frosch tut nicht der gleichen. Er bleibt einfach ganz gemütlich auf seinem Ast sitzen. Er denkt gar nicht daran sich zu bewegen. Pepé stochert noch ein wenig herum und versucht den grünen Kameraden dazu zu bewegen auf den Stab zu klettern. Doch dann gibt er es auf. Er deutet Juan an, auf den Baum zu klettern. Dieser zieht die Gummistiefel aus und mit der Hilfe von Pepé klettert er geschickt auf den Baum. Der Frosch unternimmt keinerlei Anstalten, um zu flüchten. Geduldig wartet er. Juan schaut ihn direkt an und spricht leise mit ihm. Dann pflückt er den Riesenfrosch ein-

fach vom Baum und setzt ihn sich auf die Schulter. Behände klettert er wieder herab. Der Frosch bleibt auf seiner Schulter sitzen. Wir treten nah heran und betrachten eine ganze Weile bewundernd diesen grünen Kerl mit Neugierde und kindlicher Freude. Wir tätscheln und streicheln ihn sanft. Der Frosch scheint keine Angst vor uns zu haben. „Das ist also die berühmte Froschjagd", sage ich zu Benjamin. Der zuckt nur mit den Schultern, weil er kein Deutsch versteht. Die beiden Indianer deuten uns an, dass es Zeit ist, zurück zum Dorf zu gehen. Während dem ganzen Rückweg, der gefühlt zwei Stunden dauert, sitzt der Frosch bewegungslos auf Juans Schulter. Dieser pfeift leise ein Liedchen. Als wir im Dorf ankommen, ist es bereits hell. Im Hüttendorf regt sich langsam das Leben. Einige Hunde fangen aufgeregt an zu bellen, als wir näher kommen. Pepé stößt einige Pfiffe aus und sofort beruhigen sich die Tiere wieder. „Zeit jetzt auszuruhen. Später gibt es Medizin", sagt Juan. Erschöpft, aber glücklich, gehen wir in unsere kleine Hütte. Ich lege die feuchte Kleidung ab und schlüpfe unter das Moskitonetz in meine Hängematte. Die Gesänge des Dschungels, das Summen und Pfeifen, wiegen mich sanft in einen kurzen aber erholsamen Schlaf."

Das Froschsekret

Nachdem der Frosch also „gejagt" wurde, wobei wir gesehen haben, dass der Begriff „Jagd" hier nicht in unserem gängigem Verständnis angewendet wird, sondern eher Worte wie „suchen", „finden" und „sammeln" viel zutreffender wären, beginnt der Prozess des „Melkens" des Froschsekrets.

Dazu wird der Frosch vorsichtig an den Beinen mit dünnen Stricken oder Riemchen an Holz- oder Bambusstäbe, die im Boden stecken, angebunden. Dadurch streckt er alle vier Glieder von sich und wird X-förmig aufgespannt, damit die Sekretdrüsen, die sich seitlich am Froschkörper befinden, für die Sekretentnahme frei zugänglich werden. Manchmal singen oder pfeifen die Indigenen für den Frosch. Manche sprechen liebevoll mit ihm. Um die Ausscheidung des Sekrets anzuregen, sind mir zwei Möglichkeiten bekannt. Die eine ist die Frosch-Fuß-Massage, bei der meist die Frauen die kleinen Zehen an den Froschfüßen massieren. Die andere wirkt etwas grober, fügt dem Frosch jedoch (angeblich) ebenfalls keine Schmerzen zu. Er wird lediglich ein wenig geärgert und mit einem dünnen Bambusstäbchen in der Nase gekitzelt. Nach kurzer Zeit tritt seitlich an den Drüsen ein milchiges Sekret aus. Dieses wird dann vorsichtig mit einem Stäbchen abgekratzt und in der Regel auf einem flachen Bambusstab aufgetragen (siehe Photos).

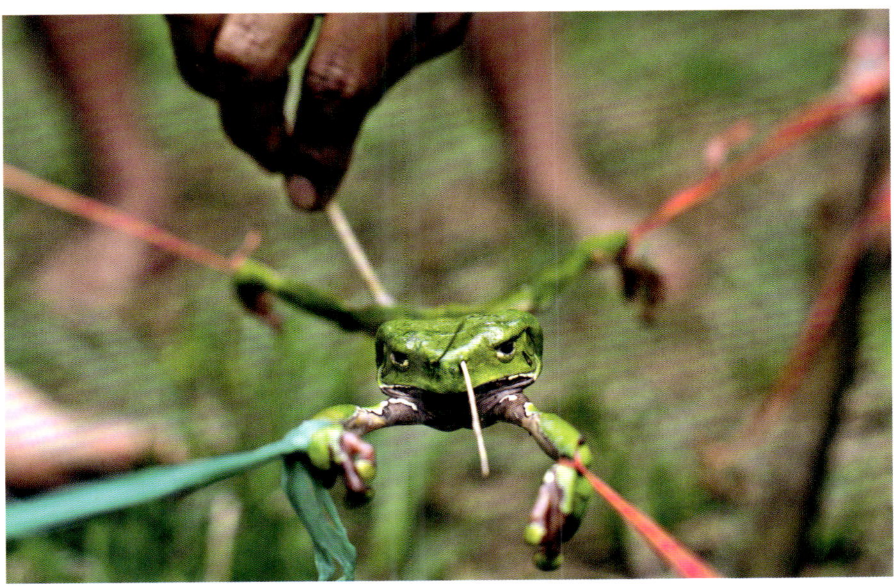

Extraktionsprozess des Kambôsekrets. Iquitos, Peru

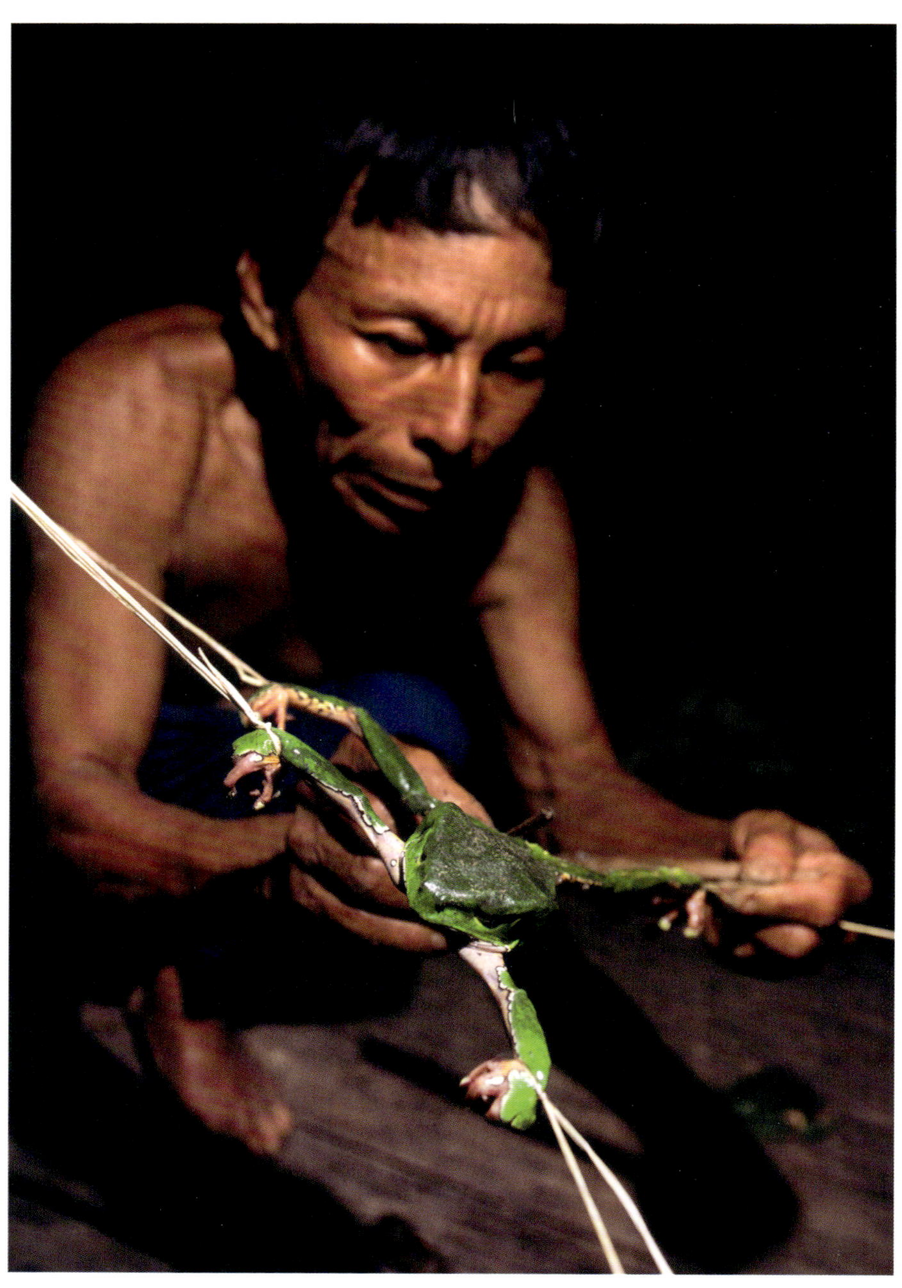

Indigener vom Stamm der Matsés, der das Kambôsekret extrahiert, das als Medizin und Stimulans verwendet wird. Chobayacu-Fluss, Loreto, Peru.

Nach dieser Prozedur wird der Frosch wieder losgebunden und in die Freiheit entlassen. Dort wo er angebunden war, hinterlassen die Stricke kleine weiße Striemen. Dadurch können andere „Frosch-Jäger" erkennen, dass dieser Frosch gerade erst „gemolken" wurde. Es dauert ca. 2-3 Monate, bis diese Striemen wieder vollständig verschwunden sind. Solange darf der Frosch nicht mehr gemolken werden.

Die gesamte Prozedur sieht erst mal gefährlich aus. Tierschützern stehen bei solch einem Anblick sicher die Haare zu Berge. Doch dies ist eben die traditionelle Art und Weise, wie die Eingeborenen das seit Urzeiten machen. Dem Frosch geschieht bei dem Ganzen nichts. Ihm wird idealerweise niemals weh getan, noch wird er verletzt. Er wird mit dem größtmöglichem Respekt behandelt, ja oft sogar freundschaftlich und liebevoll. Die Indigenen glauben nämlich daran, dass der Frosch-Geist wütend wird und er sich an den Menschen rächt, wenn sie ihm schaden.

Im folgenden Erfahrungsbericht wird nun das „Melken" des Frosches beschrieben.

„Nach einem kurzen Schläfchen treffen wir uns mit den beiden Männern auf einer kleinen Anhöhe in der Nähe vom Fluß. Pepé winkt uns zu sich. Er ist gerade dabei vier dünne Bambusstäbe, in der Form eines Rechteckes, in den Boden zu rammen. Unsere Jagdbeute, der grüne Riesen-Frosch, sitzt neben ihm im Laub und schaut regungslos zu. Juan hockt neben ihm und pfeift leise ein Lied. Anschließend nimmt er eine Rolle Strick aus seiner Tasche und schneidet mit einem rostigen Messer vier ca. 50 cm lange Stücke ab. An beiden Strickenden knotet er geschickt kleine, verstellbare Schlaufen. Ben und ich schauen ihm dabei interessiert zu. Dann nimmt er vorsichtig den Frosch vom Boden und bindet ihm an jedes Bein einen der Stricke. Der Frosch lässt sich das alles gefallen und unternimmt keinerlei Versuche, sich zu wehren oder zu flüchten. Anschließend wird er noch zwischen den Bambusstäben aufgespannt, sodass es ausschaut, als würde er gevierteilt werden. Ich mache mir ehrlich gesagt Sorgen um den kleinen Kerl und schaue wohl etwas kritisch drein, als Juan mich anlächelt, eine beschwichtigende Geste macht und meint: „Frosch, keine Schmerzen". Pepé nimmt ein dünnes Holzstäbchen und beginnt damit dem wehrlosen Frosch in der Nase zu bohren. Ich erinnere mich an die Nasenreflexzonen-Therapie, bei der man mit einem in Ätherisches Öl getauchten Wattestäbchen die Nasengänge rhythmisch massiert, um die Schleimhäute anzuregen. Dies hat bei mir immer sehr starke Reaktionen, wie Tränen, Niesreiz und vermehrten Speichelfluss zur Folge gehabt. So oder so ähnlich, wird sich jetzt der kleine Kerl fühlen, denke ich mir. Nach einer kurzen Weile ist deutlich zu erkennen, dass an den Flanken des Frosches ein milchiges Sekret auf der Haut erscheint. Pepé lässt das Stäbchen einfach in der Nase des Frosches stekken und nimmt nun eine Art Holzspatel zur Hand. Damit drückt und schabt er sanft

über die Stellen, wo das Sekret austritt und nimmt somit die dickflüssige Froschmilch ab. Nachdem er eine kleine Menge, etwa in der Größe einer Münze gemolken hat, nickt er zufrieden. Er legt den Spatel zur Seite, zieht dem Frosch das Stäbchen aus der Nase, bindet ihn wieder los und setzt sich den grünen Kumpel liebevoll auf die Schulter. Der Frosch bleibt sitzen, als wäre nichts geschehen. Die ganze Zeit über singt und pfeift Juan leise sein Liedchen."

So schön, wie diese Geschichte klingt, möchte ich an dieser Stelle auch darauf hinweisen, dass in den letzten Jahren immer wieder traurige Berichte zu uns kommen, dass die Frösche teilweise nicht so liebevoll und nachhaltig behandelt werden, wie eben in diesem Erfahrungsbericht. Wo immer gierige Geister nur auf schnellen Profit aus sind, kommt es zur Ausbeutung und Zerstörung von natürlichen Ressourcen. Daher sollte es eigentlich selbstverständlich sein, dass wir alle verantwortungsvoll mit der Natur und ihren Geschenken umgehen.

Ist Kambô ein Gift?

Im Internet und den öffentlichen Medien hören und lesen wir leider immer wieder davon, dass das Kambôsekret ein „Gift" sei. Das Wort „Gift" sorgt in der Öffentlichkeit für Unsicherheiten und schürt natürlich auch Ängste, ohne genauer zu definieren oder aufzuklären, worum es sich beim Sekret des Kambôfrosches da eigentlich handelt. Ist nun das milchige Sekret von *Phyllomedusa bicolor*, welches von den Ureinwohnern des Regenwaldes seit hunderten von Jahren als wirkungsvolles Stärkungs- und Heilmittel verwendet wird, ein Gift? Vergiften die Indigenen sich seit Generationen regelmäßig selbst und schaden damit ihrer Gesundheit? Wohl kaum. Können wir hier überhaupt von einem Gift sprechen?

Laut folgender Definition ist ein Gift oder auch Giftstoff ein *„in der Natur vorkommender oder künstlich hergestellter Stoff, der nach Eindringen in den Organismus eines Lebewesens eine schädliche, zerstörende, tödliche Wirkung hat (wenn er in einer bestimmten Menge, unter bestimmten Bedingungen einwirkt)."*[13]

Bei Wikipedia finden wir dazu noch: *„Mit der Zunahme der Menge eines Wirkstoffes steigt die Wahrscheinlichkeit, dass Gesundheitsschädigungen durch eine Vergiftung auftreten. Deshalb ist ab einem bestimmten Dosisbereich nahezu jeder Stoff als giftig (toxisch) einzustufen."* Und weiter: *„Der durch ein Gift angerichtete Schaden*

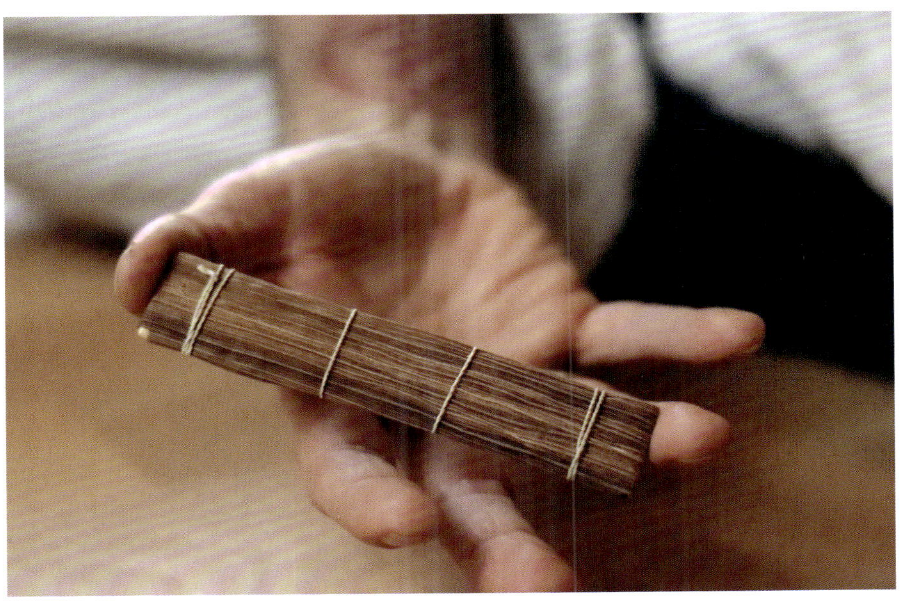

Kambô-Stick, in ein Palmblatt verpackt.

kann in vorübergehender Beeinträchtigung, dauerhafter Schädigung oder Tod bestehen. Bei anhaltender schädigender Gifteinwirkung spricht man von chronischer Vergiftung, bei einer Gifteinwirkung, die umgehend zu einer Schädigung führt, von einer akuten Vergiftung.“[14]

Kommt es eigentlich durch die Anwendung des Kambôsekrets zu den o.g. *schädlichen, zerstörenden oder tödlichen Wirkungen*? Die Fachliteratur zu diesem Thema und alle bisher veröffentlichten wissenschaftlichen Artikel sind sich nämlich einig, dass die Symptome, die nach der Verabreichung des Sekrets kurzzeitig auftreten und vollständig reversibel sind, auf die pharmakologische Aktivität der Peptide und somit auf die therapeutischen Wirkungen vom Kambô zurückzuführen sind.

Vittorio Erspamer (1909 - 1999), renommierter italienischer Pharmakologe und Nobelpreisträger, der sich intensiv mit der Erforschung des Kambôsekrets befasste, schrieb dazu: *„Die Kombination dieser hochkonzentrierten bioaktiven Peptide und die hohe Potenz der Peptide für bestimmte Rezeptoren induzieren die klinischen Effekte, die manchmal als Folge einer Vergiftung oder einer massiven allergischen Reaktion interpretiert werden, was eindeutig nicht der Fall ist.*“ Und weiter: *„Solche Peptide haben eine intensive pharmakologische Wirkung auf die glatten Muskeln und Blutgefäße, was zu Hypotonie, Rötung, Herzklopfen, Übelkeit, Erbrechen, Gallensekretion und Angioödem führt. Die Peptide, die für das klinische Muster verantwortlich sind, das sich nach der Einnahme von Kambô entwickelt, sind insbesondere Caerulein, Phyllomedusin, Phyllokinin und Sauvagin. Die als gesteigerte Ausdauer und bessere Jagdfähigkeiten beschriebenen Nachwirkungen könnten auf Dermorphin, Caerulein oder Deltorphin, Peptide mit analgetischen Eigenschaften und Affinität für die Opiatrezeptorsysteme, zurückzuführen sein.*“[15]

Wir sehen also, dass die Anwendung des Kambôsekrets zwar starke Symptome hervorruft, die Wirkstoffe des Sekrets jedoch keine schädigenden Eigenschaften auf die Zellen und Organe des menschlichen Körpers haben. Die Verträglichkeit einer Substanz ist jedoch für viele Lebewesen sehr unterschiedlich. Grundsätzlich können alle dem Organismus zugeführten Stoffe oberhalb einer gewissen Dosis Schaden anrichten und sind somit ab dieser Wirkmenge als giftig anzusehen. Daher sollten wir uns bei der Anwendung des Kambôsekrets die Worte des berühmten Schweizer Arztes, Alchemisten und Philosophen Paracelsus zu Herzen nehmen: *„Alle Dinge sind Gift, und nichts ist ohne Gift; allein die Dosis machts, daß ein Ding kein Gift sei.*“

1. In jedem Fall muss vor einer ersten Sitzung der Gesundheitszustand des Klienten durch den Praktiker gründlich erfragt und mögliche Kontraindikationen abgeklärt werden. (siehe 14. Kap. - Wer sollte es besser lassen).

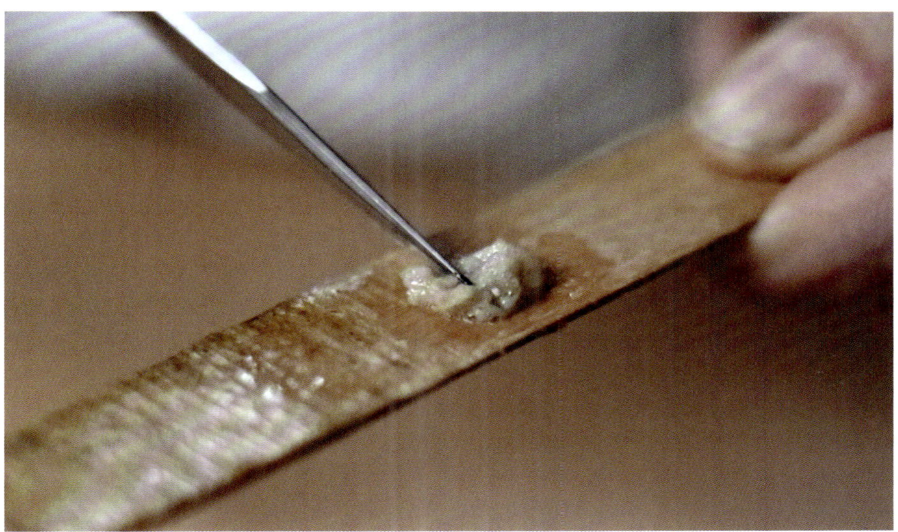

Frisch angerührte Kambô-Paste auf einem Kambô-Stick.

2. Man sollte darauf achten, nicht mit einer zu hohen Dosis zu beginnen. Es wird empfohlen, in der ersten Kambô-Sitzung nur eine kleine Menge zu testen, um die individuelle Empfindlichkeit zu beurteilen, das heißt, man setzt einen sogenannten Test-Punkt.

3. Die Wirksamkeit von Kambô hängt von vielen Faktoren (Qualität, Dosis, Set, Setting) ab, sodass eine Standarddosis (z.B. 3 Punkte), wie sie von einigen Praktikern propagiert wird, in ihrer Wirkung ziemlich schwach oder auch extrem stark sein kann. Also lieber Vorsicht!

4. Höhere Dosierungen können bei entsprechenden Kontraindikationen oder unsachgemäßer Anwendung schwerwiegende „*unerwünschte Ereignisse*" hervorrufen und zu Gesundheitsrisiken führen, die einen Krankenhausaufenthalt erforderlich machen.

(13) www.duden.de/Gift_Giftstoff_Toxikum
(14) www.wikipedia.org/wiki/Gift
(15) Keppel Hesselink J. M.: Kambo: A ritualistic healing substance from Amazonian Frog and a source of new treatments. Open J Pain Med 2: 004-006, 2018.

Der alte Weg

Wenn wir die Menschen der indigenen Stämme des Amazonas fragen, woher sie ihr schier unglaubliches Wissen über die Anwendung und Heilkraft von Pflanzen haben, so antworten sie alle mit der selben Überzeugung und Beharrlichkeit, dass sie das Wissen direkt von der Natur und den Pflanzen haben. Wenn wir diese Antworten ernst nehmen, wird uns deutlich, dass diese Menschen im Regenwald eine ganz andere Beziehung zur Natur und deren Geheimnissen haben, als wir hier in der sogenannten zivilisierten Welt. Sie sind stark verbunden mit ihrer Umgebung und stehen mit ihr in einem engen Austausch. Sie verstehen und erleben sich selbst als Teil der Natur. Sie leben im und vom Wald. Ihnen ist klar, dass sie abhängig von den natürlichen Ressourcen sind, die ihnen zur Verfügung stehen. Die traditionellen Amazonas Indigenen waren immer – und sind es auch heute noch – sehr praktische Menschen. Sie mussten sich an ihre Umgebung und die teils sehr schwierigen und auch gefährlichen Lebensumstände anpassen. Der traditionelle Weg, der alte Weg, war ein reiner Erfahrungsweg. Wenn du etwas wissen oder lernen wolltest, musstest du die Erfahrung machen. Ganz einfach. Der amerikanische Abenteurer und Journalist Peter Gorman beschreibt in seinem Buch *Sapo in my Soul*, wie sein indigener Freund Pablo ihm erzählte, dass sein Stamm das Wissen über dow-kiét direkt vom Kambô-Frosch selbst erhalten hat.[16]

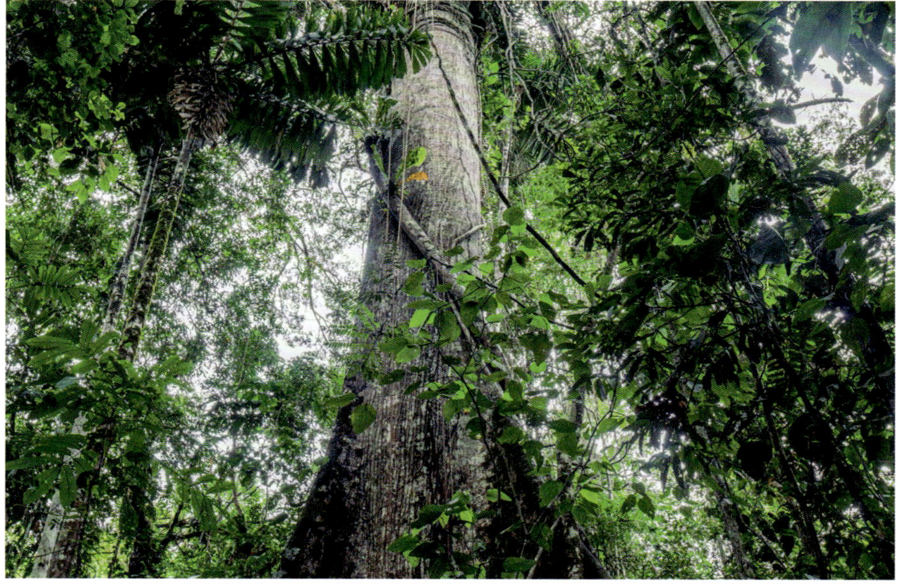

Amazonas-Urwaldriese

Es gab im Dschungel keine Schulen, Universitäten, Bücher, das Internet, Google oder Wikipedia. Das tägliche Leben war die Schule, der Urwald die Universität, die Landschaft, die Bäume, Flüsse, Pflanzen und Tiere die Lehrer. Entdeckten die Alten Jäger und Sammler zum Beispiel eine neue Pflanze, die sie noch nicht kannten, schauten sie sich diese genauestens an. Ihren Standort, ihre Umgebung, andere Pflanzen in der Nähe, den Boden, ihre Erscheinung, Größe, Farbe, Form. Sie untersuchten ihre Blätter, Stiele, Früchte, Rinden, Wurzeln, die Maserung, Muster und Strukturen der Oberflächen, Haptik, Geruch und den Geschmack. Alles wurde bis ins kleinste Detail untersucht. Alle Sinne kamen dabei zum Einsatz. Durch eigene Erfahrung, durch praktisches Ausprobieren, durch Versuch und Irrtum konnten sie lernen und allmählich ein bemerkenswertes Wissen über den Nutzen, die Wirkungsweise und Anwendung der Pflanzen erfahren. Das Gleiche galt für Insekten, Amphibien, Vögel und Säugetiere. Sie hatten mehrere tausend Jahre dafür Zeit, ihre Umgebung genau zu studieren und kennenzulernen. Gut möglich, dass auch die Wirkung von Kambô auf diese Weise entdeckt wurde. Vielleicht hatte ein Jäger eine kleine Wunde an der Hand und kam so das erste Mal mit dem Sekret von Kambô in Kontakt.[16] Oder einer seiner Vorfahren hat womöglich vorsichtig mit der Zunge das Froschsekret gekostet. Oder es war tatsächlich so wie in der Legende der Kaxinawa Indigenen, die wir zum Beginn des Buches gehört haben. Wie die Indigenen wirklich die Wirkung und Anwendung von Kam-

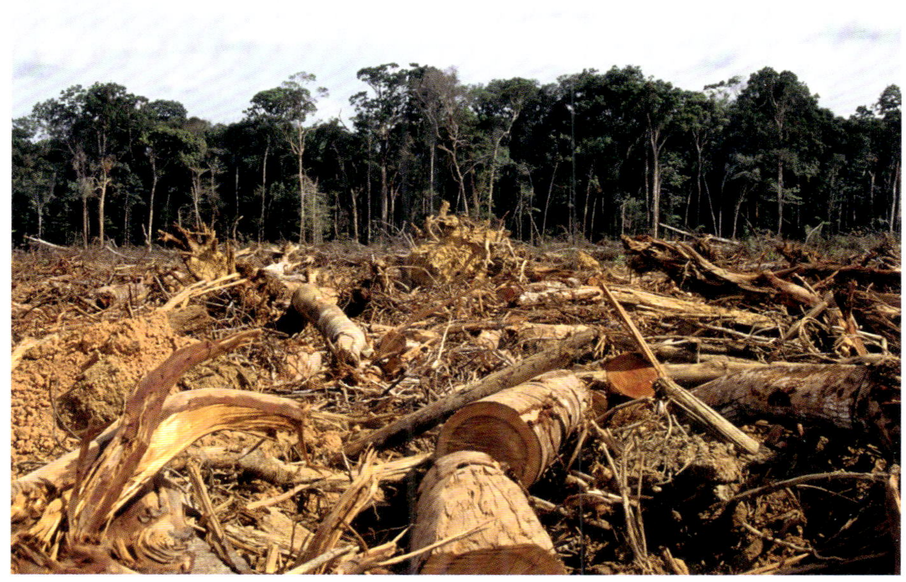

Kahlschlagrodung des Regenwaldes

bô entdeckten, bleibt für uns auf ewig nur Spekulation. Neben dem Beobachten und Ausprobieren kam zudem noch der hochwirksame Gebrauch psychoaktiver Pflanzen hinzu. Die Entdeckung dieser potenten Bewusstseinskatalysatoren vertiefte ihr enormes Wissen. Der Anthropologe Jeremy Narby beschreibt akribisch in seinem lesenswerten Buch *Die kosmische Schlange* [17], wie die Amazonas-Indigenen mit Hilfe psychotroper Pflanzen wie Tabak und Ayahuasca, detaillierte Informationen und beeindruckendes Wissen über mikrobiologische und pharmakologische Prozesse gewinnen und sogar die Intelligenz und Informationen der DNS anzapfen können. Dieses Erfahrungswissen wurde von Generation zu Generation erweitert, vertieft, wohl gehütet und von Mutter zu Tochter und von Vater zu Sohn weitergegeben. Über Jahrtausende hinweg. Das Wissen wurde selbst vor den westlichen Eroberern und christlichen Missionaren geheim gehalten. Die von uns arroganten Weißen so genannten primitiven Heiden sind eigentlich wahre Wissenschaftler, Naturforscher, Pharmakologen und Hüter des Wissens. Unsere moderne Wissenschaft beginnt erst jetzt allmählich diesen unbezahlbaren Schatz an Erfahrung und Wissen zu entdecken und zu würdigen. Leider stirbt durch die maßlose Zerstörung des brasilianischen Regenwaldes unter der pharma- und agrarlobbyhörigen Regierung Bolsonaros[18] nicht nur die Artenvielfalt des Dschungels aus, sondern auch die alten Traditionen und das Wissen der Ureinwohner. Wir kön-

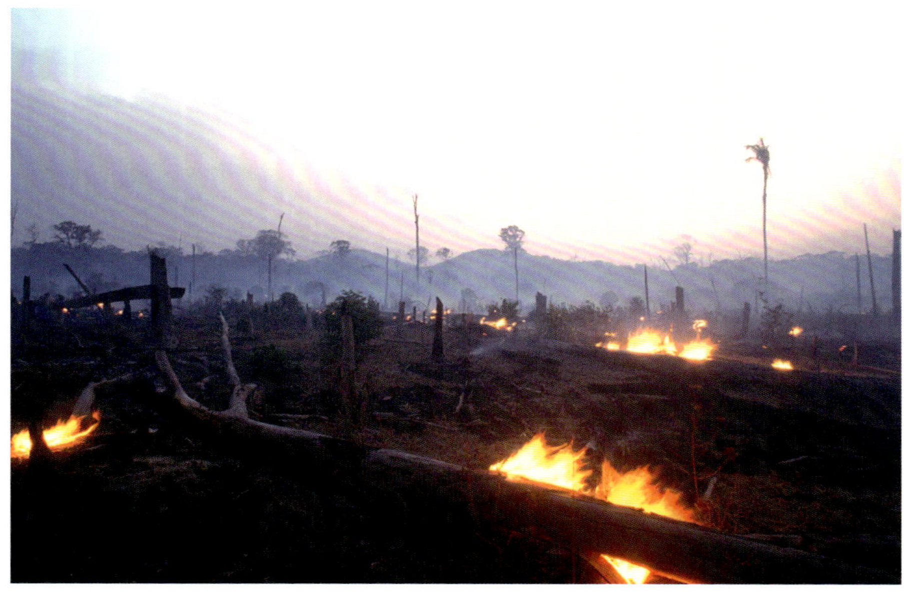

Brandrodung im Amazonas

nen gar nicht so schnell das Wissen über die Flora und Fauna erfassen und transkribieren, wie der Wald im Amazonas täglich abgeholzt wird. Wenn der natürliche Lebensraum der Indigenen zerstört wird, bleibt ihnen nichts anderes übrig, als sich an die neuen Lebensbedingungen anzupassen. Mit dem Wald stirbt aber auch ihre Tradition und geht ihre Identität verloren, verschwindet auch unwiderbringlich das alte Wissen ihrer Ahnen.

(16) Peter Gormann: Sapo in my Soul; The Matsés Frog Medicine; Gorman Bench Press; 1. Auflage, 1. März 2015.
(17) Jeremy Narby, Die kosmische Schlange, Stuttgart: Klett-Cotta 2011, 4. Auflage.
(18) https://de.wikipedia.org/wiki/Jair_Bolsonaro

Traditionelle Anwendung

Über Generationen war die Anwendung von Kambô ein integrierter Bestandteil der Stammeskultur der Jäger und Sammler im Amazonas. Alleine in Brasilien soll es 53 Stämme gegeben haben, die mit der Anwendung von Kambô vertraut waren. Durch die Kolonialisierung und christliche Missionierung sind es heutzutage gerade mal noch 13. In den anthropologischen Beschreibungen von Kambô finden wir keinerlei Hinweise auf einen schamanischen Einfluss. Vielmehr wurde die Impfung vom Jäger oder einer erkrankten Person selbst durchgeführt. Es war nicht Teil eines bestimmten Rituals, das von einem Schamanen geleitet wurde.[19] Es war vielmehr eine Art natürliche Alltagsmedizin der Indigenen. Erst im späten 20. Jahrhundert wurde die Kambô-Behandlung mit nichtindigenen Menschen geteilt. Und erst hierdurch begann sich allmählich in den Städten Brasiliens eine hybride Form des Neo Schamanismus im Zusammenhang mit Kambô zu entwickeln.[20] Wie lange die Amazonas-Indigenen die Anwendung von Kambô bereits kennen ist ungewiss. Vielleicht einige hundert Jahre, vielleicht einige tausend. Wir wissen es nicht genau und können darüber nur spekulieren.

Die Amazonas-Indigenen haben vermutlich folgende traditionelle Hauptanwendungen für die Froschmedizin.

1.) Die Beseitigung von „Panema“, der dunklen oder negativen Energie in der Aura eines Menschen, die nach dem Glauben der Indigenen verantwortlich für Pechsträhnen, körperliches und psychisches Leiden ist.

2.) Verwendung als „Jagdmagie“ oder „Jagdzauber“. Die Jäger nutzen die Kambôimpfung vor einer bevorstehenden Jagd, um ihre Wiederstandkraft, Energie, Geschwindigkeit und Ausdauer während der Jagd zu steigern.

3.) Außerdem schärft die Anwendung ihre Sinne, sie fühlen sich wacher, offener, sensibler und mit dem Geist des Waldes, den Pflanzen und den Tieren verbunden.

4.) Einige glauben sogar, dass der Jäger dadurch unsichtbar wird und vorübergehend seinen menschlichen Geruch verliert.

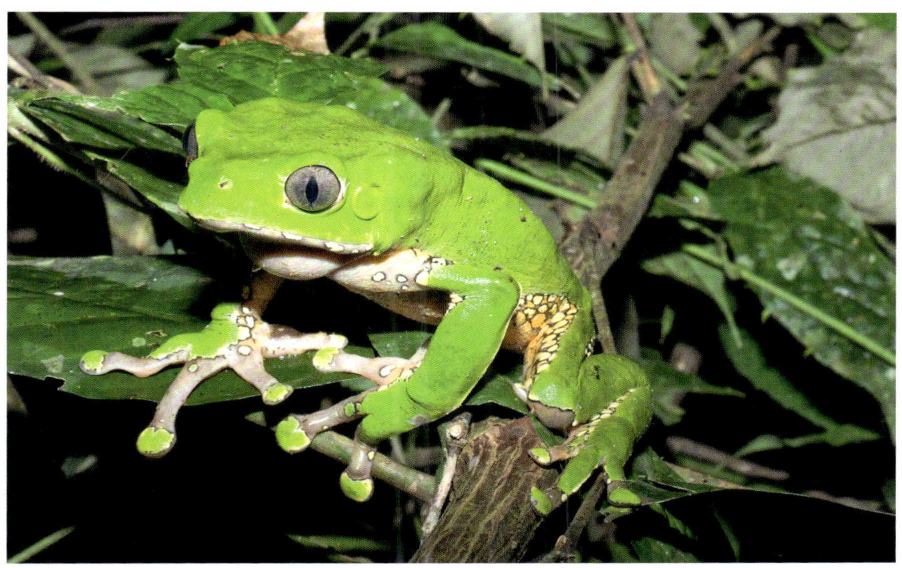

5.) Die therapeutische bzw. medizinische Wirksamkeit. Einige Stämme nutzen Kambô, wie an anderer Stelle bereits beschrieben, um ihr Immunsystem zu stärken, sich vor Schlangenbissen, Fieber und Infektionen zu schützen.

6.) Gorman berichtet in seinem Buch, dass Kambô bei den Matsés dazu benutzt wird, um kranke Föten abzutreiben.[21]

(19) Labate, B.: The shaman who turned into a frog: A promise of patented medicine, 2. Retrieved from Erowid.org/animals/phyllomedusa/phyllomedusa_ article3.shtml. (Originally published in Portuguese in 'Comunidade Virtual de Antropologia'), 22.08.2012.

(20) Jan M. Keppel Hesselink & Michael Winkelman: Vaccination with Kambo against bad Influences: Prozess of Symbolic Healing and Ecotherapy; Dezember 2019.

(21) Peter Gorman: Sapo in my Soul, The Matsés Frog Medicine; Gorman Bench Press; 1. Auflage, 1. März 2015.

Was sagt die Wissenschaft dazu?

Phyllomedusa bicolor, der sein Leben seit Jahrtausenden mit den Menschen im Amazonasgebiet teilt, besitzt durch sein Sekret besondere medizinische und therapeutische Eigenschaften, die bereits seit den späten 1980igern von der Wissenschaft erforscht wurden. In den letzten zwei Jahrzehnten wird nun auch bei uns im Westen ein stark wachsendes Interesse an der Kambô-Behandlung laut und eine zunehmende Anzahl von Menschen beginnt sich für diese Froschmedizin aus dem Regenwald zu interessieren.

Inhaltsstoffe – Die Peptide

Aus medizinischer Sicht sind es die besonderen Inhaltsstoffe des Froschsekrets, die sogenannten Peptide, die die spezielle Wirkung ausmachen. Peptide sind kleine Proteine, die aus einer Verknüpfung mehrerer Aminosäuren entstanden sind. Peptide erfüllen eine große Anzahl an physiologischen Funktionen im menschlichen Organismus. Die Wirkungsweise ist heutzutage in den meisten Fällen recht gut erforscht. Peptide können als Hormon wirken, andere zeigen eine entzündungshemmende oder entzündungsfördernde Wirkung. Darüber hinaus gibt es auch antibiotische und antivirale Wirkungen.[22/23]

Am Sekret des Frosches wurde bereits intensiv geforscht und bisher konnten 16 bioaktive Peptide im Labor ausfindig gemacht werden. Die aus Kambô isolierten Peptide umfassen Adenoregulin, Bombesin, Bombesinnonapeptid, Bradykinin, Caerulein, Deltorphin, Dermorphin, Neurokinin B, Phyllomedusin, Phyllocaerulein, Phyllokinin, Phyllolitorin, Preprotachykinin B, Ranatachykinin und Tetschin.[24]

Die Wirkung der Peptide

Die pharmakologischen Wirkungen von Kambô beruhen auf den verschiedenen Peptidkomponenten sowie auf Wechselwirkungen zwischen dem gesamten Peptidcocktail. Die hauptsächlichen und unmittelbaren Symptome, die nach der Anwendung von Kambô auftreten, sind alle auf der Grundlage der bekannten pharmakologischen Aktivität der vasoaktiven, gastrointestinalen und neuroaktiven Peptide leicht zu erklären. Es ist äußerst wichtig festzuhalten, dass das reversible Syndrom der verschiedenen Symptome nach der Anwendung von Kambô auf der Grundlage dieser pharmakologischen Wirkungen erklärbar ist. (Siehe Erklärung der medizinischen Begriffe am Ende des Buches.)

Hierbei handelt es sich jedoch nicht um einen Vergiftungszustand oder einen anaphylaktischen Schock, obwohl dies aus phänomenologischer/symptomatologischer Sicht wie ein Vergiftungs- oder anaphylaktischer Schock aussehen kann.[25]

Die allgemeinen peripheren pharmakologischen Wirkungen, die durch die Verabreichung von Kambô hervorgerufen werden, sind kardiovaskuläre (meist Hypotonie, Tachykardie) und gastrointestinale Wirkungen durch Kontraktion der glatten Muskulatur und Verstärkung der Magen- und Pankreassekretionen. Caerulein führt beispielsweise zu Symptomen wie Übelkeit, Erbrechen, Gesichtsrötung, Tachykardie, Blutdruckveränderungen, Schwitzen, Bauchbeschwerden und Verlangen nach Stuhlgang. Caerulein führt auch zu einer Kontraktion der Gallenblase, einem Grund für das gelbe Erbrechen, was häufig als „Reinigung der Leber" interpretiert wird. Personen mit gelbem Erbrochenem betrachten dies als eine Reinigung des Gallenblasen-Leber-Systems. Diese gelbe Flüssigkeit resultiert aus der physiologischen Kontraktion der Gallenblase und dem Antrieb von Gallenflüssigkeit in den Darm. Das Ausstoßen von gelbem Erbrochenem hat keine bekannten heilenden oder reinigenden Wirkungen auf die Leber. Phyllokinin senkt den Blutdruck wirksamer als die Referenzverbindung Bradykinin und führt auch zu einer kompensatorischen Erhöhung der Herzfrequenz. Phyllomedusin senkt auch den Blutdruck, aktiviert den Speichelfluss und stimuliert die Darmmotilität. Sauvagine hat eine vergleichbare, aber intensivere blutdrucksenkende Wirkung, die auch zu Durchfall führt. Sauvagine hat auch eine starke vasodilatatorische Wirkung, die das Eindringen von Dermorphin und anderen neuroaktiven Peptiden in das Zentralnervensystem verstärken und möglicherweise zu dem euphorischen Gefühl nach einer Kambô-Sitzung beitragen kann.[25]

Zusätzlich zu diesen Peptiden wurden andere Peptide wie Adenoreguline und Dermaseptine mit antibakteriellen, antimykotischen und Antikrebseigenschaften gefunden.[26/27/28]

All diese Eigenschaften regen die Vorstellungskraft einiger Benutzer an und unterstützen die Wahrnehmung von Kambô als Impfstoff gegen viele Krankheiten einschließlich Infektionskrankheiten. Diese Eigenschaften stammen jedoch ausschließlich aus Tierstudien und es wurden bisher keine klinischen Studien durchgeführt, um diese Eigenschaften unter menschlichen Bedingungen zu bewerten.[29]

Aufgrund der Vielzahl von Krankheiten und Symptomen gibt es keine eindeutigen Berichte über Heilungsansprüche, die näher untersucht werden konnten. Diese physiologischen Wirkungen können auch verschiedene Formen endogener Heilungsreaktionen hervorrufen. Die Wirkungen von Kambô werden durch die Aktivierung sowohl des parasympathischen als auch des sympathischen Nerven-

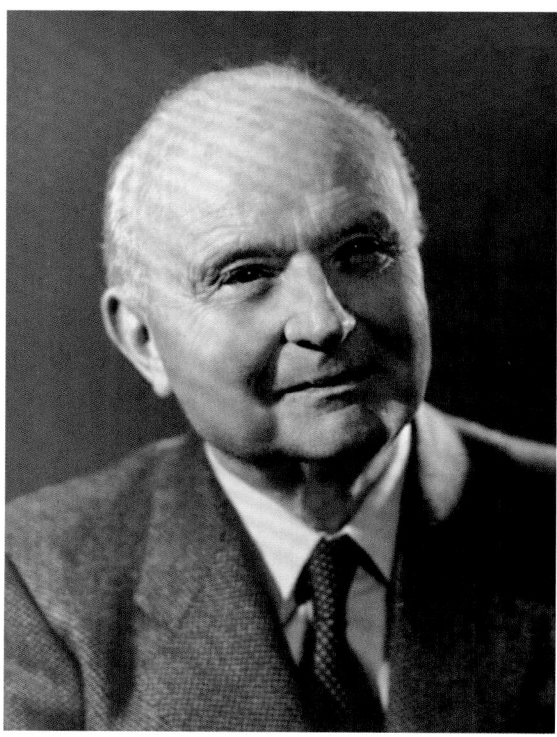

Vittorio Erspamer, italienischer Wissenschaftler und Nobelpreisträger, der intensiv das Kambôsekret erforscht hat.

systems vermittelt, was zu massiven Verschiebungen der Aktivität und des Gleichgewichts innerhalb des autonomen Nervensystems (ANS) führt. Diese Verschiebungen im Gleichgewicht des ANS finden sich in vielen rituell-schamanischen Behandlungsformen, die Bewusstseinsveränderungen beinhalten und bieten zusätzliche Heilungsmechanismen für Bluthochdruck und stressbedingte Störungen.[30]

Der renommierte italienische Wissenschaftler und Nobelpreisträger Vittorio Erspamer forschte an der Universität in Rom und identifizierte dabei mehr als sechzig neue chemische Verbindungen. Eine seiner wichtigsten Errungenschaften war die Entdeckung des Gewebehormons und Neurotransmitters Serotonin.

Erspamer war ein Experte für die Isolierung neuer Verbindungen aus Tieren und Amphibien. Er begann 1986 intensiv das Sekret des Kambô-Frosches zu studieren und kam zu folgendem Ergebnis: *„Das Sekret von Phyllomedusa bicolor ist ein fantastischer chemischer Cocktail mit potenziellen medizinischen Anwendungen, wie er in keiner anderen Amphibie vorkommt.“*[25] Die bahnbrechenden Entdeckungen und

Forschungsergebnisse von Erspamer haben es der medizinischen Gemeinschaft ermöglicht, wissenschaftlich zu erklären, was die indigenen Stämme des Amazonas bereits seit Jahrtausenden durch Erfahrung wissen.

Neue Medikamente

Interessant ist noch zu erwähnen, dass sich unser Körper für die Kambôpeptide öffnet, wie er es für kein anderes Medikament vermag. Dies geschieht auf zellulärer Ebene, wodurch die Zellen von Fremdstoffen gereinigt werden können, ohne die eigentlichen Zellen selbst zu schädigen. Dies hat vermutlich etwas mit der einzigartigen Kombination der verschiedenen Peptide zu tun, die wie ein Schlüssel wirken, der den Körper aufschließt, sodass Kambô die Blut-Hirn-Schranke überwinden kann, anstatt vom Immunsystem aufgehalten zu werden. Die Peptide wurden mittlerweile im Labor isoliert und chemisch synthetisiert. Derzeit sind über 70 Patente, hauptsächlich in den USA, angemeldet. Die Wissenschaft und die Pharmakologie stehen hier jedoch noch am Anfang und es werden zukünftig sehr wahrscheinlich neue Medikamente, die wir dem Kambô-Frosch zu verdanken haben, auf den Markt kommen. Doch wie immer, haben isolierte und aus ihrem natürlichen Zusammenhang gerissene Wirkstoffe nicht die gleiche ganzheitliche Wirkung wie im Naturheilmittel selbst. Kambô entfaltet wahrscheinlich seine Wirksamkeit durch die spezielle Zusammensetzung der Peptide, wie sie eben nur im Froschsekret vorkommen. Isolierte Wirkstoffe in allopathischen Medikamenten haben sehr häufig unangenehme Nebenwirkungen, wie sie in der Natur so nicht vorkommen.

Ein Naturheilmittel?

Die Popularität von Kambô als biologisches Naturheilmittel verbreitet sich weltweit. Während die wissenschaftliche Erforschung des Sekrets von Phyllomedusa bicolor zunimmt, entwickeln erfahrene Kambô-Praktiker überall auf dem Planeten neue Wege, um mit dieser potenten Substanz aus dem Regenwald zu arbeiten. Dadurch kann die Kambô-Behandlung, bis auf wenige Ausnahmen, risikoarm und von fast allen Menschen zur therapeutischen Unterstützung, zur Selbsterfahrung und zur persönlichen Heilung genutzt werden. Wir sind heute in der besonderen Situation, nicht nur eine ganze Reihe traditioneller Anwendungen zu kennen, um mit Kambô erfolgreich zu arbeiten, sondern wir können auch auf andere Heil-Systeme, wie das Ayurveda und die Chinesische Medizin zurückgreifen. Es ist zum Beispiel nach neuesten Erkenntnissen auch möglich, mit den Akupunkturpunkten und den Marma Punkten zu arbeiten, sodass wir wirkungsvoller und auch sanfter die maximalen Vorteile der Kambô-Impfung nutzen können. Wo die

Reise noch hinführt, wissen wir nicht. Jedoch ist es wünschenswert, dass zukünftig die verantwortungsvolle Arbeit mit der Kambô-Medizin weiter Verbreitung findet, um so den Menschen zu helfen ihre Leiden zu lindern.

(22) https://www.chemie.de/lexikon/Peptid.html

(23) https://de.wikipedia.org/wiki/Peptid

(24) Keppel Hesselink, J. M.: Kambô: A ritualistic healing substance from an Amazonian frog and a source of new treatments. Open Journal of Pain Medicine, 2(1), 004-006, 2018a.

(25) Erspamer, V., Erspamer, G. F., Severini, C., Potenza, R. L., Barra, D., Mignogna, G. & Bianchi, A.: Pharmacological studies of 'sapo' from the frog Phyllomedusa bicolor skin: A drug used by the Peruvian Matsés Indians in shamanic hunting practices. Toxicon, 31(9), 1099-1111, 1993.

(26) Amiche, M., Seon, A., Wroblewski, H., & Nicolas, P.: Isolation of dermatoxin from frog skin, an antibacterial peptide encoded by a novel member of the dermaseptin genes family. European Journal of Biochemistry, 267(14), 4583-92, 2000.

(27) Cao, W., Zhou, Y., Ma, Y. Luo, Q., & Wei, D.: Expression and purification of antimicrobial peptide adenoregulin with C-amidated terminus in Escherichia coli. Protein Expression and Purification, 40(2), 404-410, 2005.

(28) van Zoggel, H., Carpentier, G., Dos Santos, C., Hamma-Kourbali, Y., Courty, J., Amiche, M., & Delbé, J.: Antitumor and angiostatic activities of the antimicrobial peptide dermaseptin B2. PLoS One, 7(9), e44351, 2012.

(29) Jan M. Keppel Hesselink, Michael Winkelman: Vaccination with kambo against bad Influences: Prosesses of Symbolic Healing and Ecotherapy, 2019.

(30) Winkelman, M.: Shamanism: A biopsychosocial paradigm of consciousness and healing (2nd ed.). Santa Barbara, CA: ABC-CLIO, 2010.

Aktuelle Forschungsergebnisse ohne Zitat im Text:

Schmidt, Timo Torsten, Reiche, Simon, Hage, Caroline L. C., Bermpohl, Felix, Majic, Tomislav: Acute and subacute psychoactive effects of Kambô, the secretion of the Amazonian Giant Maki Frog (phyllomedusa bicolor): retrospective reports. Scientific Reports, 2020. https://www.nature.com/articles/s41598-020-78527-4

Kambô und Neo-Schamanismus

Wie wir eben gesehen haben, war die Anwendung von Kambô eingebettet in den Alltag der Amazonas-Indigenen und wurde dort als eine Art Allroundmittel von den Jägern selbst genutzt. Es ist nicht bekannt, dass Kambô traditionell im Rahmen schamanischer Praktiken oder speziell von einem Schamanen angewendet wurde. Die „Schamanisierung" trat erst im Zusammenhang mit der Verbreitung vom Kambô in den Städten Brasiliens und später in der westlichen Gesellschaft auf.[31] In diesem Zusammenhang hören wir immer wieder den Begriff: „Neo-Schamanismus". Neo-Schamanismus bezeichnet eine moderne spirituelle Bewegung, die traditionelle Weltanschauungen und als schamanisch bezeichnete Rituale indigener Stämme und Völker aufnimmt, neu interpretiert, vermischt und für westliche Menschen verständlich und auch anwendbar macht. Diese komplexe, synkretistische Bewegung ist vielfältig von spirituellen Traditionen und Ritualen unterschiedlichster Kulturen geprägt und hat ihrerseits viele traditionelle Heiler und Schamanen weltweit mit beeinflusst und auch verändert.[32] Der wesentliche Unterschied zum traditionellen Schamanismus liegt wohl in der Individualisierung schamanischer Fähigkeiten. Ein traditioneller Schamane wurde häufig durch eine heftige Initiationskrise oder durch Krankheit zum Schamanen „berufen". Er konnte sich das nicht aussuchen. Im Glauben der indigenen Kulturen haben die Geister darüber bestimmt, ob jemand zum Schamanen wurde. Dieser musste dann eine oft jahrelange und nicht selten extrem anstrengende Ausbildung durchlaufen, bevor er überhaupt als Heiler von seinem Stamm akzeptiert wurde.[33] Im Neo-Schamanismus hingegen wird davon ausgegangen, dass jeder Mensch dazu in der Lage ist, sich selbst zu heilen und höhere Bewusstseinszustände zu erfahren.[34] Die Vermittlung durch einen Schamanen oder Priester ist nicht unbedingt nötig. Die Ausübung von schamanistischen Techniken wie Trance durch rhythmisches Trommeln, Rasseln, Tanzen, Singen, Hyperventilation und der Gebrauch psychotroper Pflanzen wird hier vor allem zur individuellen Selbstheilung und Selbstverwirklichung eingesetzt.[35/38] Der Neo-Schamanismus insgesamt wird geschichtlich der New-Age-Bewegung zugeordnet und erstreckt sich in einer sehr unterschiedlichen Spanne von unseriöser kommerzieller Scharlatanerie, die wenig Wert auf authentische Wissensvermittlung legt, bis hin zu ernsthaften spirituellen Suchern, inneren Wissenschaftlern und Therapeuten. In den letzten zwei Jahrzehnten entwickelte sich die Kambô-Anwendung in den USA und in Europa zu einem neoschamanischen Heilritual. Kambô kam mit der Ayahuascawelle in den Westen. Diese internationale Verbreitung wurde sehr stark durch die Netzwerke der brasilianischen Ayahuasca-Religionen ermöglicht.[36] Wie Kambô im neoschamanischen Kontext angewendet wird, ist sehr unterschiedlich. Es gibt keine festen Rituale und Regeln. Im Internet auf YouTube werden viele For-

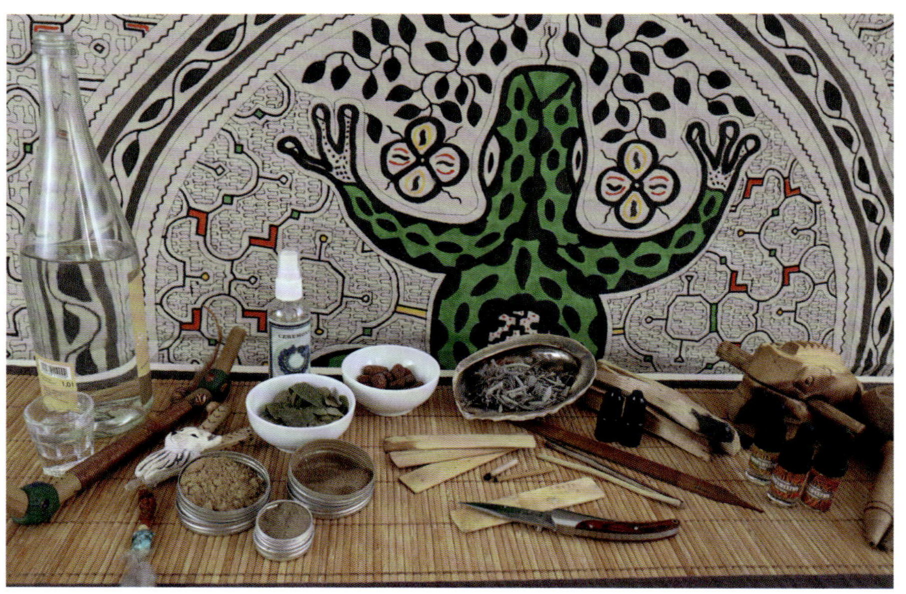

Neo-schamanischer Altar mit Kambô-Stick, Rapé-Snuff, Kokablättern, Kakaobohnen, Palo-Santo-Holz und Sananga-Augentropfen

men von Ritualen mit Kambô gezeigt. Sie reichen von ganz einfachen Anwendungen ohne spezielle Vorbereitung bis hin zu aufwendig gestalteten Zeremonien mit Räucherungen, Anrufungen und Gesängen. In vielen westlichen Ritualen, die mehr als einen Tag dauern, wird Kambô sogar mit Ayahuasca oder anderen sogenannten „Lehrerpflanzen" wie Iboga oder Peyote kombiniert.[37] Und so unterschiedlich wird auch Kambô präsentiert. Für die einen ist es schlicht eine natürliche Medizin um den Körper zu reinigen. Für andere ist Kambô eine spirituelle Medizin, die uns mit unserem höheren Selbst verbindet und Zugang zum Wissen der Ahnen schafft. Mittlerweile gibt es sogar Organisationen (siehe Liste am Ende des Buches), die teils kostspielige Ausbildungen zum zertifizierten Kambô-Praktiker anbieten. Innerhalb von mehreren Wochen, verteilt auf einige Jahre, durchläuft man dort ein Training und wird systematisch vom Praktiker zum Master in Theorie und Praxis der Kambôanwendung geschult. Der Versuch, gewisse Anwendungsstandards für einen sicheren und verantwortungsvollen Gebrauch von Kambô zu entwickeln ist sicherlich wünschenswert. Doch es ist auch ein gutes Geschäft. Vergessen wir nicht, wo Kambô ursprünglich herkommt. Es war immer eine Medizin des einfachen Mannes. Selbstverwaltet und in Eigenverantwortung. Eigenverantwortung ist ein Schlüsselprinzip auf dem Weg der Heilung und Selbstverwirklichung. Natürlich können wir uns Hilfe und Unterstützung holen, uns ausbilden lassen, voneinander lernen, uns gegenseitig inspirieren und auf dem Weg begleiten. Doch um die bewusste Eigenverantwortung kommen wir nicht herum. Der Neo-Schamanismus ist eine Einladung, den Inneren Heiler in uns selbst zu entdecken und den Weg der Heilung eigenverantwortlich zu gehen. Gut möglich, dass Kambô uns dabei helfen kann.

(31) Lima, E. & Labate, B.: A expansão urbana do kampo (Phyllomedusa bicolor): Notas etnográficas [The urban expansion of kampo (Phyllomedusa bicolor): Ethnographic notes]. In B. Labate, S. L. Goulart, M. Fiore, E. MacRae, & H. Carneiro (Eds.): Drogas e cultura: Novas perspectivas [Drugs and culture: New perspectives] (pp. 315-344), Salvador, Bahia: Edufba, 2008.

(32) Jeanne Achterberg: Die heilende Kraft der Imagination: Heilung durch Gedankenkraft; Grundlagen und Methoden einer neuen Medizin. (Imagery in healing, 1985), Scherz Verlag, Bern, München, Wien 1987.

(33) Mircea Eliade: Schamanismus und archaische Ekstasetechnik. Suhrkamp, Frankfurt am Main 2001.

(34) Jane Monnig Atkinson: Shamanisms today. In: Annual Review of Anthropology 21, 1992.

(35) Karin Barve: Neo-Schamanismus: Heilkunst oder Scharlatanerie? Über die sozialen und psychischen Wirkungslogiken neo-schamanischer Heilrituale. Verlag Dr. Kovac, Hamburg 2013.

(36) Matas A.: Ritual performance of the Santo Daime church in Miami: Co-constructive selves in the midst of impediments to local acculturation. Retrieved from FIU Electronic Theses and Dissertations. Paper 1487. http://digitalcommons.fiu.edu/etd/1487), 2014.

(37) Jan M. Keppel Hesselink, Michael Winkelman: Vaccination with kambo against bad Influences: Processes of Symbolic Healing and Ecotherapy, 2019.

(38) Michael Harner: Der Weg des Schamanen, Ariston/Hugendubel, München 2007.

Der Kambô-Praktiker

Kambô ist eine extrem kraftvolle Substanz und sollte mit großem Respekt und stets achtsam verwendet werden! Nur unter der Aufsicht und Anleitung eines erfahrenen Kambô-Praktikers ist eine erste Anwendung anzuraten und sicher! Ein erfahrener Kambô-Praktiker kann dabei helfen, den optimalen Nutzen aus einer Kambô-Anwendung zu ziehen. Das achtsame Set und Setting ist eine wesentliche Grundlage für eine heilsame und runde Erfahrung. Es ist extrem wichtig, sich in guten Händen zu wissen. Vertrauen ist nötig, um sich einzulassen und vor allem loslassen zu können. Im Vorfeld muss ausführlich über die Indikationen und vor allem auch die Kontraindikationen gesprochen werden. Im Zweifelsfall sollte von einer Sitzung abgeraten werden. Es ist wichtig, ehrlich über die Chancen und Risiken aufzuklären. Vor der Zeremonie hilft der Praktiker dabei, sich richtig einzustimmen und eine Intension, eine innerer Einstellung, eine Ausrichtung festzulegen. Während der Anwendung begleitet er den Klienten achtsam und respektvoll durch seinen individuellen Prozess. Es kann sein, dass er einfach still daneben sitzt und das, was geschieht, still bezeugt. Vielleicht hält er eine Hand, unterstützt beim Erbrechen, begleitet zur Toilette, reicht ein Taschentuch, nimmt einen in den Arm, spricht Mut zu oder Ähnliches. Vorbehaltlos unterstützt er bei allem, was auftaucht. Er gibt ausreichend Raum und wahrt die Grenzen des Klienten. Anschließend hilft er dabei, die Erfahrung besser zu verstehen und zu integrieren.

„Nicht der Arzt heilt, sondern die Natur.
Der Arzt kann nur ihr getreuer Diener und Helfer sein.
Er wird von ihr, niemals aber die Natur von ihm lernen."

(Hippokrates von Kos)

Ein Kambô-Praktiker muss mehrfach selber durch den Initiationsprozess gegangen sein und sollte die unterschiedlichen Anwendungsmöglichkeiten selbst erfahren haben. Es ist wesentlich, dass er weiß, was er tut und muss die Höhen und Tiefen der Kambôerfahrung selbst durchgemacht haben. Im Fall einer Krise oder in einer medizinischen Notfallsituation sollte er die Ruhe bewahren können und wissen, was getan werden muss, um Schaden zu verhindern. Natürlich ist es gut und hilfreich, wenn er über medizinisches Grundwissen verfügt. Eine Ausbildung zum Arzt oder Heilpraktiker kann von Vorteil sein, muss es aber nicht zwingend. Es gibt Stämme im Regenwald, bei denen sämtliche Stammesmitglieder in die Anwendung von Kambô initiiert werden. Jeder kann sich dadurch selbst bei Bedarf eine Behandlung geben oder seinen Angehörigen Kambô verabreichen. Dennoch müssen wir den traditionellen Kontext dieser Menschen sehen. Sie wachsen mit

Schamanismus, Kambô, Ayahuasca und Co auf. Für sie ist das ganz normal, so wie wir hier einen Salbeitee mit Honig bei Erkältung trinken. In jedem Fall braucht es ausreichend eigene Erfahrung. Je mehr, desto besser. Als ich einen meiner Lehrer fragte, wie viele Sitzungen es braucht, bevor ich anfangen kann öffentlich mit anderen Menschen zu arbeiten, grinste er nur und meinte: „30-50 Sitzungen sind gut". Erfahrung macht also auch hier den Meister. Eigenerfahrung und Selbsterfahrung machen einen Erfahrungsweg aus, nicht theoretische Gelehrsamkeit und reines Schriftstudium.

Kambô muss praktisch und am eigenen Leib erfahren werden. Nur so kann ein Praktiker sicher, kompetent und einfühlsam seine Arbeit verrichten. Und wie ein berühmter Yogameister es einmal sagte:

„1 Gramm Praxis sind mehr wert als 1000 Tonnen Theorie."
(Swami Sivananda)

Zur Vorbereitung

Es empfiehlt sich, die Kambô-Behandlung früh morgens, auf nüchternen Magen, durchzuführen. Zwischen 7 und 9 Uhr hat sich in der Praxis bewährt. Jedoch ist es auch möglich, am Nachmittag oder frühen Abend eine Sitzung zu erhalten. Außerdem ist es ratsam 8, besser 12 Stunden vor der Anwendung, zu fasten und nur noch warmes Wasser und Kräutertees zu sich zu nehmen. Ich finde es sehr unterstützend, bereits einige Tage vorher möglichst auf Alkohol, Koffein, Zucker, Weißmehl und andere Giftstoffe zu verzichten. Wer optimale Ergebnisse erzielen will, der ernährt sich in der Woche vor und auch nach der Behandlung vegetarisch oder vegan. Am ausgewogensten finde ich eine ayurvedische Ernährungsweise, die die jeweilige individuelle Konstitution beachtet. Weiterhin ist auf bequeme Kleidung am Tag der Anwendung zu achten, denn der Entgiftungs- und Reinigungsprozess setzt unmittelbar nach der Impfung ein und kann alle Ausscheidungsorgane betreffen. Daher sind auch Wechselsachen zu empfehlen. Direkt 20 Minuten vor der Sitzung unterstützt es sehr, etwa einen - maximal zwei - Liter stilles, warmes Wasser zu trinken, um dem Körper bei der Ausscheidung und Reinigung behilflich zu sein. Es geht jedoch auch ohne vorher zu trinken. Hierbei sollte man jedoch darauf achten, dann während dem Kambôprozess einige Gläser Wasser einzunehmen.

Manche Praktiker propagieren diese Methode als sanfter und angenehmer.

Die Intention

Das Wort Intention bedeutet »*Absicht, Bestreben, Vorhaben*« und leitet sich vom lateinischen *intentio* ab, einer Form zu *intendere*, was so viel wie »*sich hinwenden, sich anschicken, sein Streben auf etwas richten*« heißt. Als Intention bezeichnen wir einen bewussten Plan, die Absicht, eine Ausrichtung, die hinter einer Handlung, Äußerung oder Vorgehensweise steckt. Eine bewusste Intention ist wichtig, wenn wir uns mit schamanischen Heilweisen und Methoden befassen. Sie weist uns die Richtung, in die wir uns bewegen oder hinentwickeln wollen. Sie ist eine Leitschnur, eine Art Strukturierungshilfe auf dem Weg. Zum Beispiel kann eine Intention sein: „Ich möchte gesund werden." „Ich will die Ursachen meiner Probleme erkennen." oder „Ich möchte lernen, mich zu entspannen."„Ich will aufhören mit Rauchen."„Ich möchte mehr über meinen Geist lernen." oder „Ich will Altes loslassen." etc...

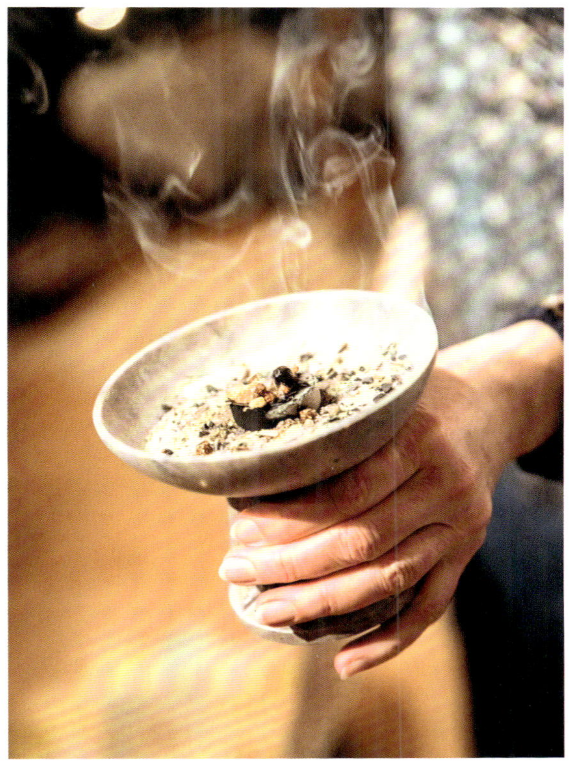

Räucherschale mit glühender Kohle und Räucherharzen

Unser Wille

Wenn ich nicht weiß was ich will, weiß ich auch nicht, was zu tun ist und welchen Weg ich einzuschlagen habe. Der Wille hat eine große Kraft. Ist er unbewusst, richtet er sich in der Regel gegen das Leben und den natürlichen Fluss. Wir vergeuden dann unsere Kräfte auf der Suche nach Glück und Erfüllung in Äußerlichkeiten. Der bewusste Wille kann mich dabei unterstützen wesentlich zu bleiben und den Fokus nicht in Oberflächlichkeiten zu verlieren. Es ist unterstützend, wenn du weißt, was du suchst und was du von einer Kambô-Erfahrung erwartest. Bereite dich daher innerlich so gut es eben geht vor und richte deine Aufmerksamkeit bewusst aus. Das ist die beste Vorbereitung. Letztlich jedoch geht es darum loszulassen.

„What ever it is: see it, feel it, accept it and let it go."
(Swami Janakananda)

Die Sitzung - das Kambô-Ritual

Kambô wird zumeist im Rahmen einer Einzelsitzung oder einer Gruppenzeremonie verabreicht. Set und Setting können, je nach Kontext, sehr unterschiedlich sein. Die „Eine“ Kambô-Behandlung gibt es nicht. Die Rituale variieren sehr stark, wobei die Behandlung selbst in der Regel folgendermaßen abläuft:

Der Kambô-Praktiker, Heiler oder Schamane brennt mit einem dünnen, glühenden Holzstäbchen kleine, oberflächliche Löcher, sogenannte „Gates“ (Tore) oder „Windows“ (Fenster) in die Oberhaut des Klienten. Die verbrannte Haut wird dann vorsichtig entfernt, um das darunterliegende Lymphsystem zu öffnen. Anschließend werden kleine Punkte, sogenannte „Dots“, aus dem frisch mit Wasser oder Speichel angerührten Froschsekret auf die Brandlöcher aufgetragen. Innerhalb weniger Sekunden dringen die Wirkstoffe des Sekrets über die Lymphe in den Organismus ein und bewirken dort eine ganze Reihe von vegetativen Reaktionen. Körperlich empfindet man zuerst starke Hitze. Der Blutdruck steigt an, der Puls geht hoch. Oft beginnt man stark zu schwitzen. Starke Übelkeit, Erbrechen, Durchfall und reversible Ödeme sind häufige Symptome. Die Kambôwirkstoffe arbeiten sich durch den Organismus. Nicht selten nimmt man alte Verletzungen oder nicht ausgeheilte Entzündungen, in Form von Druck oder Schmerzen, im Körper war. Eingefrorene Emotionen tauen auf und beginnen wieder zu fließen. Dieser intensiven Erfahrung zu vertrauen und sich hinzugeben, kann den gesamten Prozess des Loslassens erheblich erleichtern. Der Haupteffekt hält etwa 10-15 Minuten, seltener 20-30 Minuten an. Danach enden die beschriebenen Symptome ziemlich abrupt und eine wohltuende Linderung setzt ein. Das Froschsekret wird dann wieder entfernt, die „Gates“ mit Wasser gereinigt und mit Drachenblut (Sangre de Drago), einem wundheilenden Harz, versiegelt.

Nun folgt eine Phase von Tiefenentspannung. *„Ich habe noch nie so tief entspannt...“* oder *„Ich wusste gar nicht, dass man so tief loslassen kann...“*, höre ich die Menschen oft sagen. Nicht selten fließen Tränen der Erleichterung und Dankbarkeit. Nach dieser Phase der Entspannung, die, je nach Intensität der vorangegangenen Sitzung zwischen 30-60 Minuten dauern kann, fühlen sich die Klienten in der Regel gereinigt, geläutert und energetisiert. Selbst Tage danach berichten viele von einer Steigerung ihrer Lebenskraft und Schärfung der Sinneswahrnehmung.

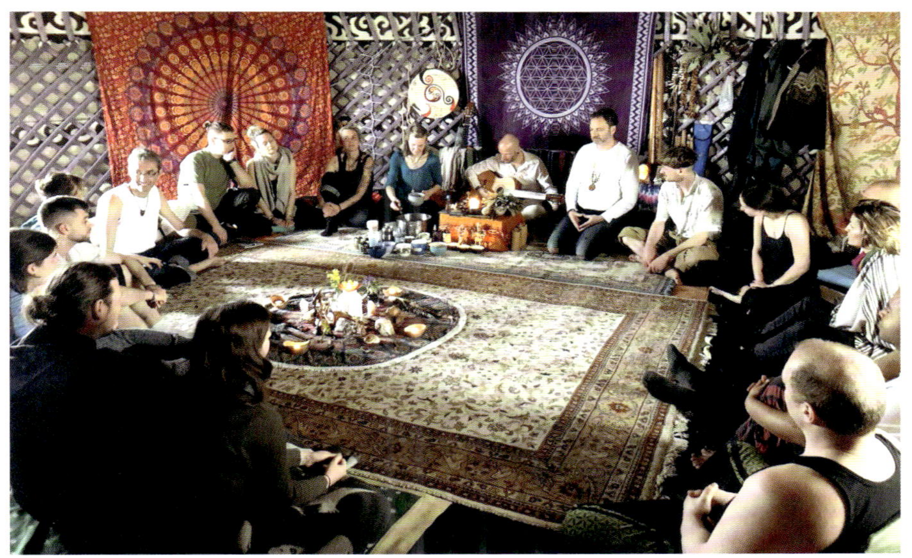

Kreisritual in einer Jurte

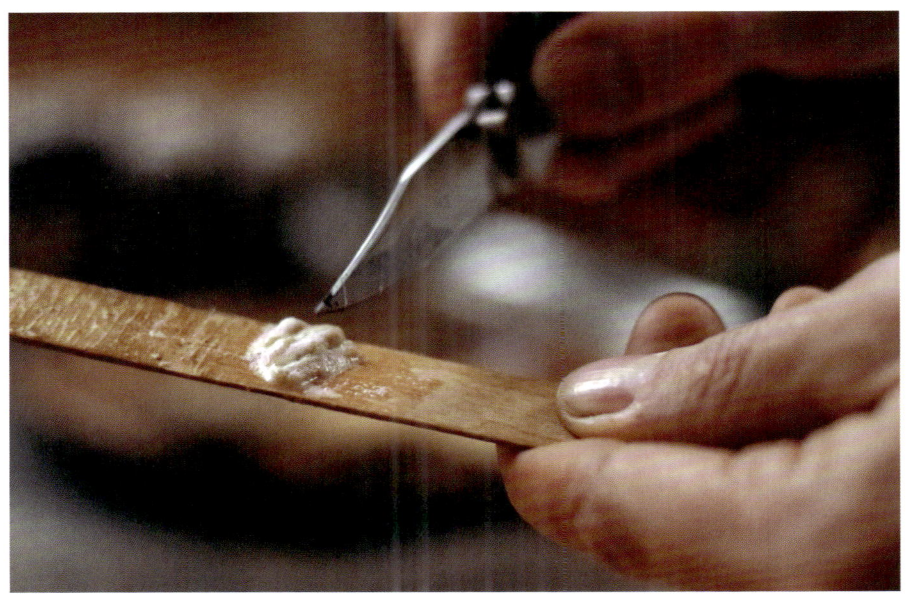

Kambô-Stick mit Kambô-Paste

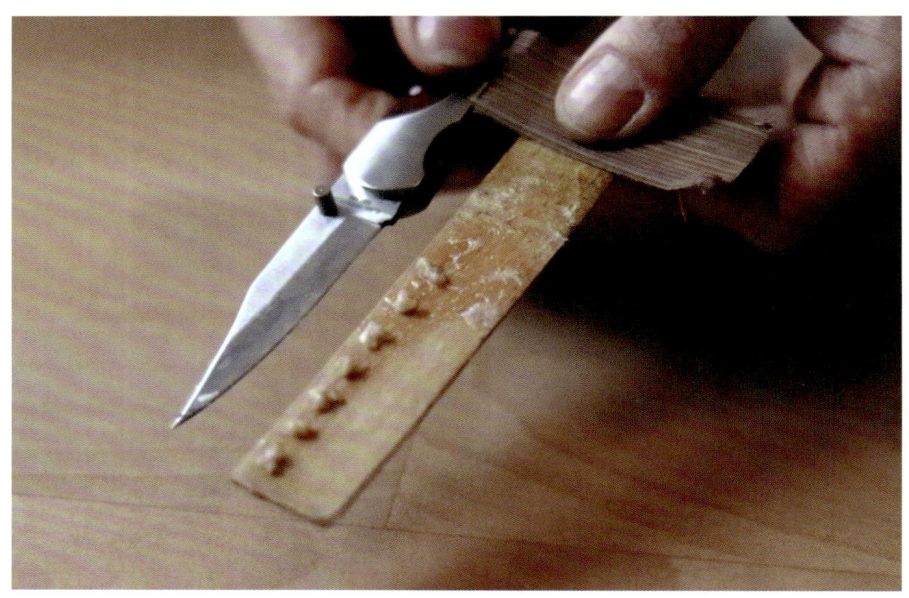

Kambô-Stick mit Kambô-Dots

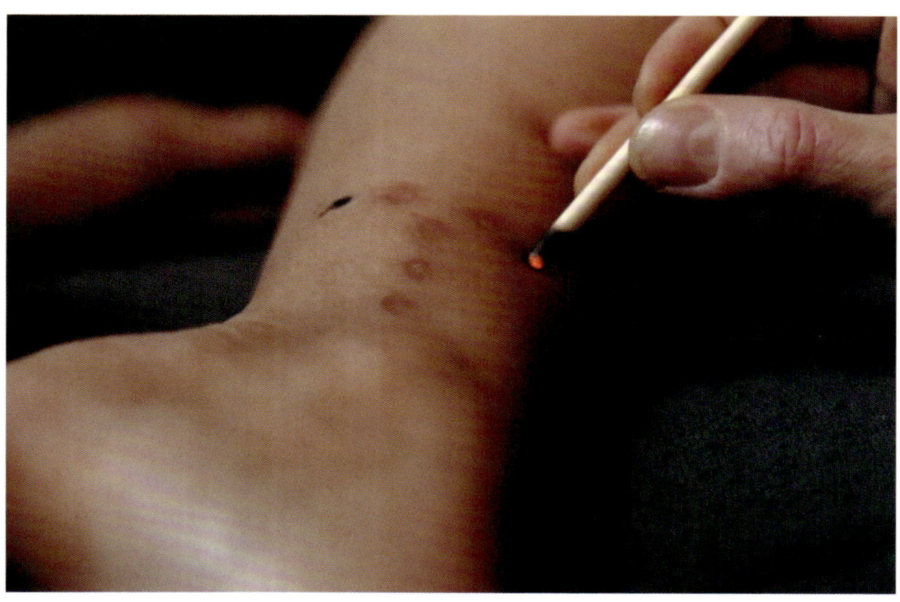

Mit einem glühenden Holzstäbchen werden vorsichtig die Gates gebrannt.

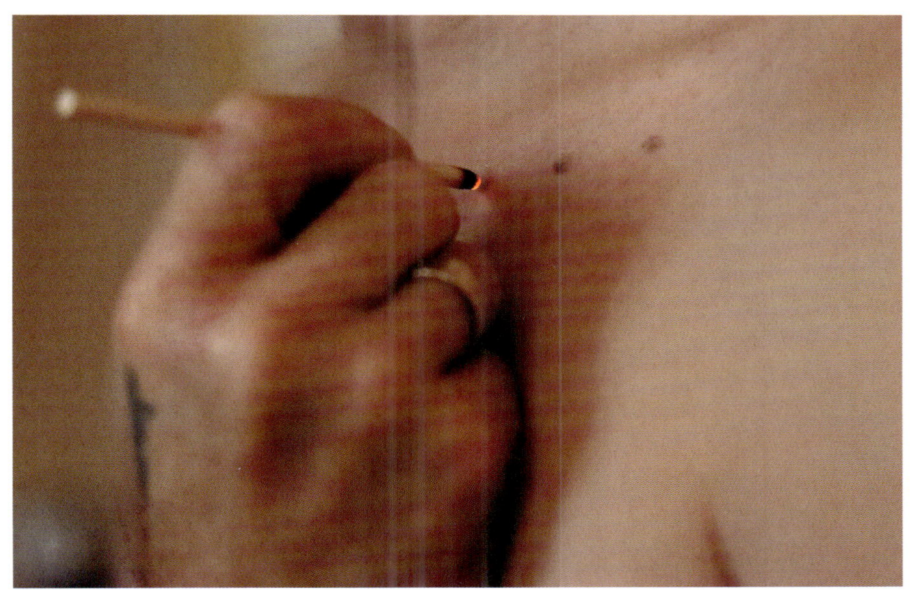

Mit einem glühenden Holzstäbchen werden vorsichtig die Gates gebrannt.

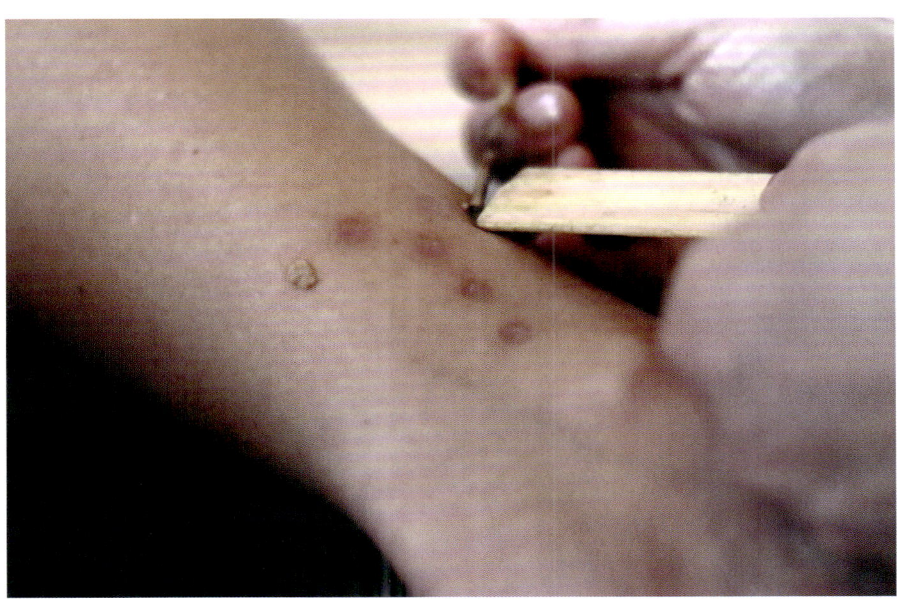

Die Kambô-Paste wird in kleinen Punkten, den sog. Dots, auf die sog. Gates aufgetragen. Dadurch gelangen die Wirkstoffe über die Lymphe in den Körper.

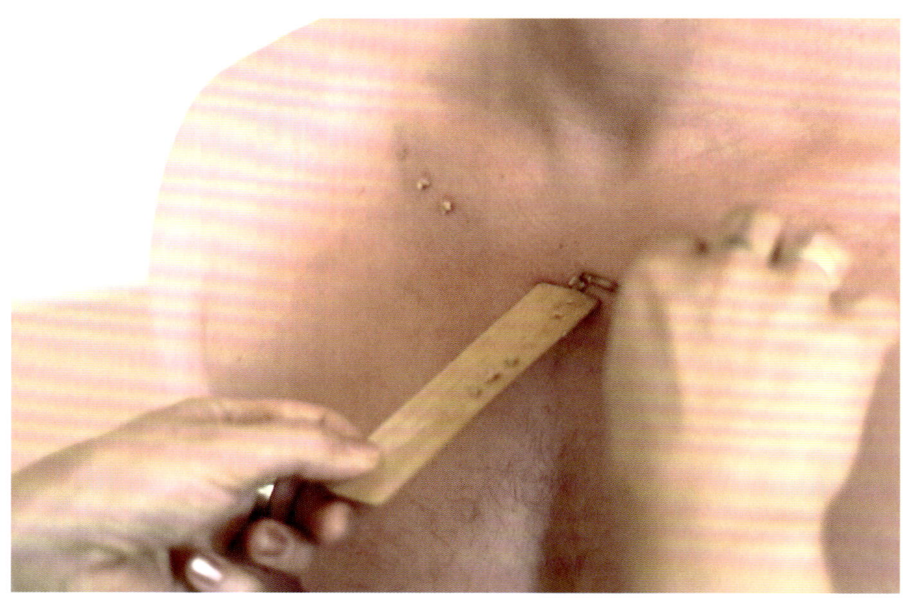

Die Anzahl und die Positionierung der Dots wird individuell festgelegt und angepasst.

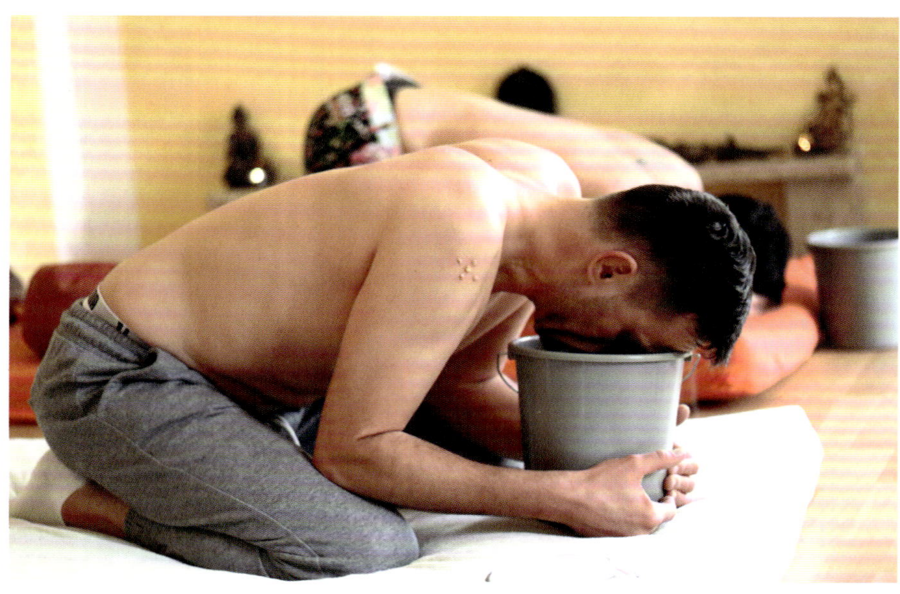

Das Erbrechen ist Teil des Kambô-Rituals und eine wirkungsvolle Reinigung.

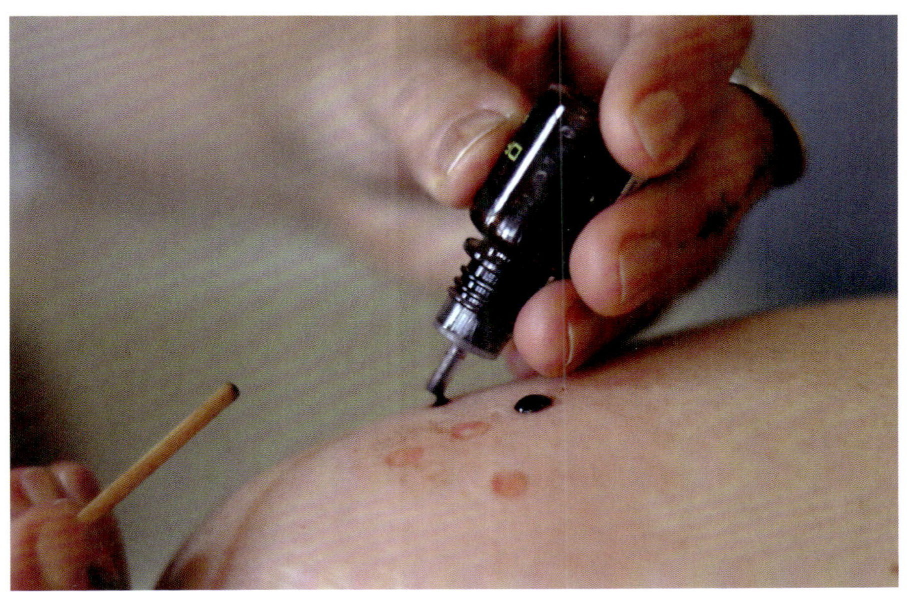

Nach der Reinigung werden die Gates mit Drachenblut versiegelt.

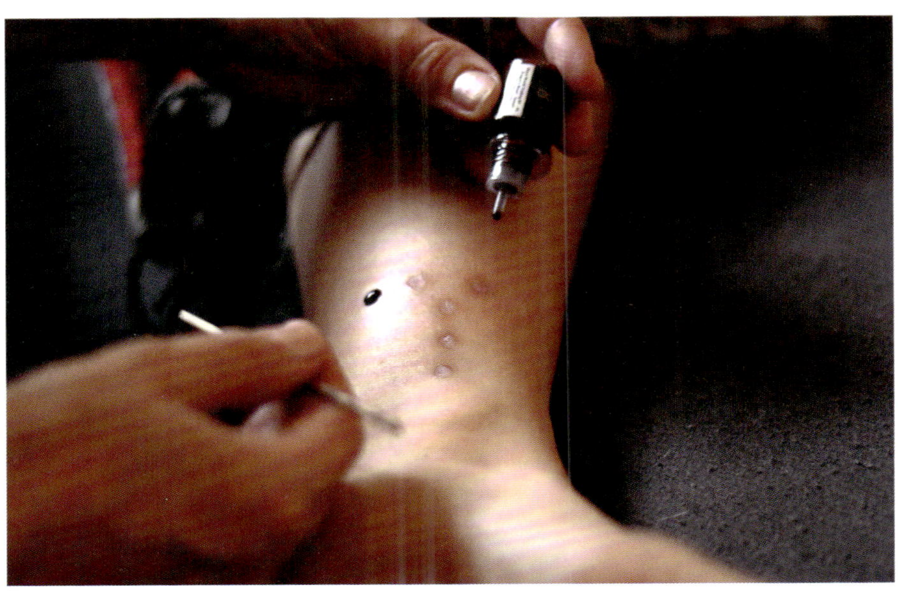

Drachenblut ist das Harz des Drachenblutbaumes. Es verschließt die kleinen Brandwunden, wirkt antibakteriell und wundheilend.

Ein Erfahrungsbericht

„Ich wurde freundlich und familiär in einer kleinen Hütte von einem jungen Mann, dem Schamanen und seiner Frau empfangen. Nach einer Phase des Ankommens und sich Kennenlernens gab es eine kurze Einführung in das, was gleich folgen würde. Der Schamane führte ein kleines Ritual aus. Er reinigte sich selbst mit Mapacho – dem heiligen Tabak der Amazonas Indianer – und nebelte mich anschließend reichlich mit Palo Santo, einem lieblich duftenden Räucherholz ein. Er murmelte unverständliche Gebete und blies mir anschließend mit einem kurzen Bambus-Blasrohr das schamanische Schnupfpulver Rapé in die Nase. Und dann ging es endlich los. Ich war ziemlich aufgeregt, hatte Herzklopfen und verspürte auch Angst. Gleichzeitig war Neugierde und eine innere Spannung da, wie vor einer großen Reise. Juan Pablo, so hieß der junge Mann, ergriff meinen Arm und brannte mir mit einem dünnen Bambusstäbchen drei kleine Löcher in den Oberarm. Danach rubbelte er die verbrannte Hautschicht ab und trug mit einem Messer die frisch mit Speichel angerührte Kambôpaste auf diese Löcher auf. Es brannte und schmerzte leicht. Mir wurde plötzlich ganz heiß. Ich spürte, wie mein Gesicht (Nase, Ohren, Lippen, Augenbrauen) anschwoll. Und dann...Bääm...Ich war überwältigt und auch erschrocken, wie schnell und intensiv das Froschgift seine Wirkung in meinem Körper entfaltete. Das hatte ich wirklich nicht erwartet. Ich wurde ziemlich heftig gebeutelt. Intensivste körperliche Reaktionen und starke Emotionen brachen einfach durch. Ich fühlte mich vergiftet. Starkes Unbehagen, heftige Übelkeit, Hitze, Angst, alter festgehaltener Schmerz und tiefe Traurigkeit...all das tauchte auf und kam wieder ins Fließen. Es schüttelte mich, ich kotzte, ich zitterte, ich weinte. Es war wirklich extrem unangenehm und schien ewig zu gehen. Doch spürte ich intuitiv, dass es gut war. Ich hatte irgendwie Vertrauen in die Medizin und ich hatte Vertrauen in meinen Begleiter. Der Kambô-Frosch erschien mir als lebendige Vision vor meinem inneren Auge. Die Medizin durchströmte meine Adern und arbeitete sich spürbar durch alte Blockaden hindurch. Es hämmerte, pulsierte, schob und drückte in meinem Inneren. Juan Pablo begleitete während dieser Sitzung meinen Prozess mit gesungenen Kraftliedern und dem rhythmischen Klang einer Blätterrassel. Er ahmte hin und wieder täuschend echte Froschgeräusche nach, was die Übelkeit und das Erbrechen noch mehr provozierte. Nachdem ich mich gründlich entleert hatte, kam dieser Reinigungsprozess abrupt zur Ruhe. In mir wurde es plötzlich ganz still und mein ganzer Organismus entspannte sich wieder. Mit jedem Atemzug verspürte ich eine wohltuende Linderung der Symptome. Damit einher ging eine tiefe innere Freude, eben durch diesen heftigen Prozess durchgegangen zu sein. Ich war erleichtert. Ich war am Leben. Einige Minuten später fühlte ich mich angenehm erschöpft, geläutert und im Herzen berührt. Ich legte mich in die Hängematte und weinte Tränen der Dankbarkeit. Ich verspürte eine tiefe Verbundenheit mit Mutter Erde und all ihren Geschöpfen. Ich empfand mich als lebendigen Teil eines großen Netzes. Erschöpft aber glücklich schlief ich ein. Nach ei-

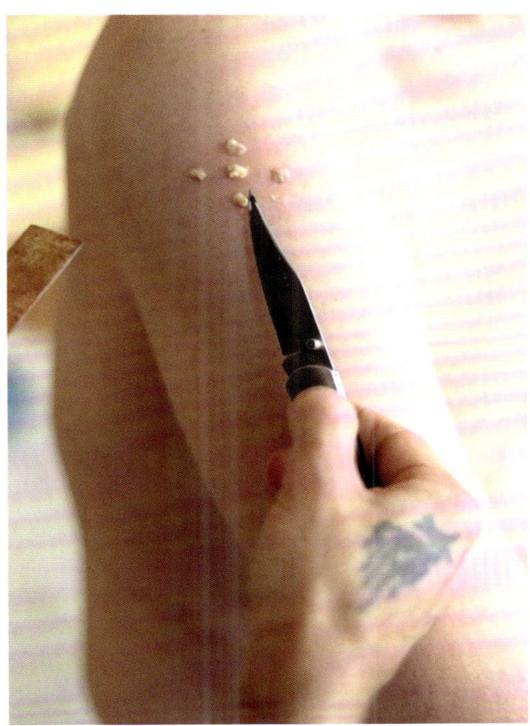

Die Kambôpaste wird auf die Gates aufgetragen.

nem traumlosen Schlaf, erwachte ich wieder und fühlte mich ausgeruht und erholt. Mein ganzer Körper strömte und ich hatte das Gefühl, voller Lebenskraft und Tatendrang zu stecken. Mir fiel auf, dass ich meine Umgebung irgendwie intensiver wahrnahm. Meine Sinne waren alle seltsam geschärft. Ich verstand auf einmal, warum die Eingeborenen Kambô als Stärkungsmittel benutzen und als „Jagdmedizin" bezeichnen. Selbst noch Tage nach dieser Erfahrung fühlte ich mich kraftvoll, lebendig und vom Froschspirit beseelt."

Wie bereits erwähnt, die Sitzungen können sehr unterschiedlich strukturiert sein und die Erfahrungen sind, je nach Menschentyp und Konstitution, verschieden. Für manche ist eine Kambô-Sitzung sehr schwierig, herausfordernd und unangenehm. Für andere ist es wieder ganz leicht, mühelos und befreiend. Manch einer tut sich schwer loszulassen und versucht krampfhaft die Kontrolle zu bewahren, während andere gut loslassen können und sich dem Prozess hingeben. Es gibt auch hier kein Richtig oder Falsch! Jeder tut sein Bestes und macht eben die Erfahrung, die im Augenblick für ihn bestimmt ist und sein Inneres widerspiegelt.

Wie wirkt das Ritual

Sowohl Praktiker als auch Anwender behaupten, dass die Wirksamkeit des Kambô-Rituals darin besteht, physische, emotionale und spirituelle Aspekte unseres Seins zu verbessern, indem schädliche Einflüsse beseitigt werden. Viele Praktiker betonen, dass die Leber das Problem ist, da dieses Organ alle Giftstoffe und negativen Emotionen verdauen muss und bei Belastungen nicht richtig funktionieren kann. Funktioniert die Leber nicht richtig, hat das auch einen negativen Einfluss auf andere Organe, wie beispielsweise das Herz. *„Reinige die Leber mit Kambô und dein Herz öffnet sich wieder.“* Diese Überzeugungen werden durch die Metapher der Leberreinigung ausgedrückt, da die Idee darin besteht, dass die Galle die Leber reinigt und ausgeschieden werden sollte. Dies zeigt sich dann zum Beispiel im gelben Erbrechen, oder gelbem Durchfall, was als ein Zeichen für die aus der Leberreinigung ausgeschiedenen Toxine angesehen wird. Das Kambô-Ritual wurde im Westen in ein vielseitiges neoschamanistisches Heilritual verwandelt. Es wird meistens als Reinigungsritual bezeichnet und die Reinigung ist nicht nur physischer, sondern auch emotionaler und spiritueller Natur.[39] In vielen anthropologischen Analysen von Heilungsritualen wird behauptet, dass Rituale wirksam sind.[40/41/42]

Die besondere Wirksamkeit des Kambô-Rituals besteht also aus mehreren Faktoren. Dem Froschsekret selbst, welches durch den Peptid-Cocktail für eine ganze Reihe von pharmakologischen Reaktionen verantwortlich ist, als auch die ritualisierte Zeremonie selbst, das Set und Setting.

(39) Erspamer, V., Erspamer, G. F., Severini, C., Potenza, R. L., Barra, D., Mignogna, G. & Bianchi, A.: Pharmacological studies of 'sapo' from the frog Phyllomedusa bicolor skin: A drug used by the Peruvian Matsés Indians in shamanic hunting practices. Toxicon, 31(9), 1099-1111, 1993.

(40) Dow, J.: Universal aspects of symbolic healing: A theoretical synthesis. American Anthropologist, 88(1), 56-69, 1986.

(41) Waldram, J. B.: The efficacy of traditional medicine: Current theoretical and methodological issues. Medical Anthropology Quarterly, 14(4), 603-625, 2000.

(42) Winkelman, M.: Shamanism: A biopsychosocial paradigm of consciousness and healing (2nd ed.). Santa Barbara, CA: ABC-CLIO, 2010.

Die zu erwartende Wirkung

Die Kambô-Erfahrung wird von unterschiedlichen Menschen auch verschieden erlebt. Dennoch können wir sie in fünf Phasen unterteilen.

Die 1.Phase – die Einstimmung (ca. 45 Minuten)

Die Einstimmung dient dem Ankommen und dazu, sich innerlich auszurichten. Die Gefühlslage kann hier sehr unterschiedlich sein. Von gelassen bis aufgeregt, entspannt bis nervös, voller Vorfreude oder ängstlichen Erwartungen, - kann alles dabei sein. Nichts davon ist richtig oder falsch. Alles darf sein und ist willkommen. Das bewusste Setzen der Intention gehört hier an diese Stelle.

Die 2. Phase – die Vorbereitung (ca. 20 Minuten)

Der Kambô-Praktiker brennt nun die Gates in die Oberhaut und legt dadurch das Lymphsystem frei. Das kann ein wenig brennen, ist jedoch nicht weiter schlimm. Jetzt ist der Moment, ca. 1 Liter Wasser zu trinken! Die Spannung steigt. Manchen fällt es schwer, diese Menge Wasser einzunehmen. Dennoch empfiehlt es sich, das Wasser zu trinken, um die bevorstehende Entgiftung und Reinigung zu unterstützen.

Die 3. Phase – der Hauptteil (ca. 10-20 Minuten)

Die Punkte aus der Kambôpaste werden aufgetragen. Dies brennt ein wenig. Innerhalb von Sekunden setzt die Wirkung ein. Zuerst wird es warm und steigert sich bis hin zu heiß. Es ist wie ein starkes Fieber. Man fängt an zu schwitzen. Der Puls steigt spürbar an, das Herz schlägt kräftig in der Brust. Man fühlt förmlich, wie die Froschmedizin durch die Adern strömt. Es pulsiert, es fließt, es strömt und pocht. Es kann sein, dass die Haut sich rötet und die Finger und Hände leicht anschwellen. Bei stärkeren Dosierungen kann auch das Gesicht mit den Lippen, Ohren, Nase und Augenbrauen anschwellen. Das nennen wir das „Froschgesicht". Diese Schwellungen sind vollständig reversibel. Ein starkes Gefühl von Übelkeit und manchmal auch Benommenheit setzt ein. Der Magen beginnt zu krampfen und zu kontrahieren. Häufig muss man sich übergeben. Auch kann es sein, dass die Reinigung über den Darm angeregt wird und man die Toilette aufsuchen muss, um sich gründlich zu entleeren. Körperliche Schmerzen können auftreten und alte Entzündun-

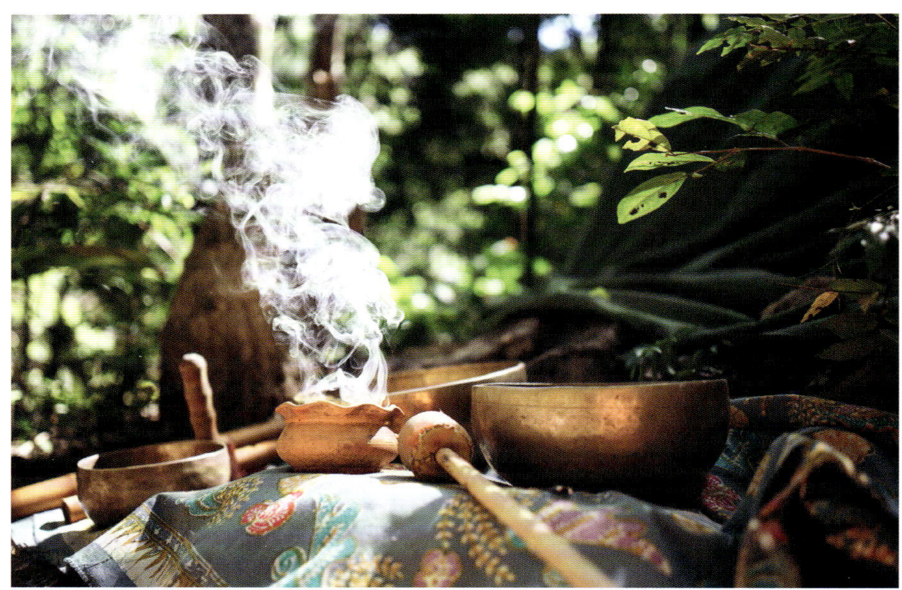

Altar mit Klang- und Räucherschalen

gen kurz wieder aufflammen. Bei manchen Menschen fällt zunächst der Blutdruck ab. Es gibt sogar Fälle von kurzzeitiger Ohnmacht. Der Kreislauf stabilisiert sich jedoch normalerweise rasch wieder. Diese Phase ist oft sehr unangenehm und ziemlich herausfordernd. Am Besten ist, man gibt sich, so gut es geht, diesem Prozess hin. Künstlich stoppen kann man es ohnehin nicht. Wenn es einmal läuft, dauert es eben solange, wie es dauert. Es können in dieser Phase auch alle möglichen sogenannten negativen Emotionen auftauchen: Angst, Überforderung, Ohnmacht, Schmerz, Trauer, Verlorenheit, Zorn, Panik, Todesangst, Angst vor Kontrollverlust usw. Der schnellste Weg raus, ist jedoch immer der Weg rein - und durch!

„Der schnellste Weg raus, ist der Weg rein."

Die 4. Phase – der Ausgleich (ca. 60 Minuten)

Nach der Reinigungsphase enden ziemlich abrupt die beschriebenen Symptome. Der Organismus schaltet von Stress auf Entspannung, von akuter Gefahr auf Entwarnung um. Die Übelkeit und das Erbrechen lassen rasch nach. Der Kreislauf kommt wieder zur Ruhe. Der Puls normalisiert sich. Die erhöhte Körpertemperatur sinkt wieder ab und häufig wird den Adepten erst einmal etwas kühl. Die körperliche und emotionale Anspannung lässt nach und man gleitet in eine sehr tiefe Entspannung. Man fühlt sich erleichtert und geläutert. Manche beschreiben es wie neu geboren. Es kann sein, dass Tränen der Dankbarkeit fließen. Man ist froh und glücklich am Leben und durch diesen heftigen Prozess gegangen zu sein.

Die 5.Phase – der Ausklang (ca. 30-60 Minuten)

Nach dieser Tiefenentspannung taucht man in der Regel noch etwas wackelig wieder auf. Es braucht einige Zeit, um sich wieder zu stabilisieren. Die meisten Menschen fühlen sich dann tief entspannt, erleichtert und gereinigt. Häufig hat man ein Gefühl von strömender Energie und Kraft im Körper. Der Geist ist wach und klar. Die Fünf Sinne sind gereinigt und man nimmt die Sinneseindrücke (sehen, riechen, hören, schmecken, tasten) viel deutlicher wahr.

Ist eine Sitzung sehr intensiv gewesen, kann es sein, dass jemand noch eine Art „Hangover“ hat, sich etwas schlapp und verkatert fühlt. Häufig ist das ein Hinweis auf gelöste Toxine oder noch nicht ganz ausgeheilte Erkrankungen. Und natürlich können es auch alte Emotionen sein, die sich noch nicht vollständig gelöst haben. Dies ist nicht weiter schlimm. Man sollte sich einfach noch etwas Zeit geben, sich entspannen und fürsorglich mit sich sein. Der Organismus reguliert sich allmählich wieder von selbst. Ruhe, Wärme, leichte Kost und warmer Tee helfen dabei, wieder in die Spur zu kommen. In der Regel schläft man sehr gut nach einer Kambô-Sitzung. Sollten die Symptome nicht nachlassen, ist es anzuraten eine Folgesitzung zu machen, um den Prozess weiter zu vertiefen und über den Punkt zu bringen. Menschen, die häufiger Kambô-Sitzungen machen, lernen in der Regel sehr schnell, wie sie mit dem Prozess umzugehen haben. Vertrauen, Hingabe und Selbstbewusstsein werden dadurch in ihnen gestärkt. Ein weiterer positiver Nebeneffekt ist die Sensibilisierung des gesamten Organismus. Wir lernen mehr und mehr, auf die natürlichen Signale des Körpers zu achten und den inneren Impulsen zu vertrauen.

Nachsorge und Integration

Integration ist genauso wichtig - wenn nicht sogar wichtiger - wie der Prozess, der in einer Kambô-Zeremonie stattfindet. Integration ist das, was nach einer Sitzung geschieht, wie wir mit den Erfahrungen und Erkenntnissen umgehen, die wir von der Medizin erhalten haben.

Wie integrieren wir diese Erfahrungen in unser tägliches Leben?

Integration beginnt bereits mit einer guten Vorbereitung. Je früher wir beginnen, den Ernährungsempfehlungen zu folgen, unseren Geist in Meditation zu trainieren und unsere Intention klar zu formulieren, desto besser. Integration geschieht auch zwischen den Zeremonien, während die Medizin weiter wirkt und Erkenntnisse und Einsichten entstehen. Integration ist es auch, bewusst darauf zu achten, was der Körper während der Sitzungen und in den Wochen danach benötigt. Für die meisten Menschen ist eine Zeremonie ein ganz besonderer Rahmen. Wir verbringen Zeit, um uns mitzuteilen, ehrlich über unsere Erfahrungen zu sprechen, mit anderen Menschen verletzlich zu sein und uns manchmal auch unseren Ängsten und Schatten zu stellen. Doch nach einer Zeremonie gehen wir wieder nach Hause. Und dann beginnt die eigentliche Arbeit mit uns selbst.

Kambô hört nicht auf, in uns zu wirken, wenn die Zeremonie endet oder wir wieder zuhause sind. Kambô kann einen Heilungsprozess tief im Körper und in unserer Seele anschieben, der sich im Laufe der Zeit entfaltet und Tage, Wochen oder gar Monate dauern kann. Das Ziel der Integration besteht darin, diesen Heilungsprozess zu unterstützen und zu optimieren. Wir alle stehen im Alltag vor Herausforderungen. Sie sind manchmal groß oder klein, schwierig oder einfach. Aber Herausforderungen wird es immer geben.

Diese Herausforderungen oder Probleme im Leben können perfekte Gelegenheiten sein, um das Erlernte zu üben und neue Verhaltensweisen auf alte Situationen anzuwenden. Durch den Integrationsprozess zu navigieren und gleichzeitig zu versuchen, das Leben zu leben, mit Arbeit, Kindern, Familie, Beziehungen und allem anderen, was das Leben so mit sich bringt, kann eine große Herausforderung sein. Die Integration ist dafür da, die Lektionen der Kambô-Erfahrung im Alltag umzusetzen, bewusste Schritte im eigenen Leben zu gehen, Verantwortung für unsere Gesundheit zu übernehmen und die Veränderungen, die wir uns wünschen, selbst einzuleiten.

Es gibt ein paar Dinge, die wir bewusst tun können, um uns durch diesen fortlaufenden Prozess der Heilung selbst zu unterstützen.

Ernährung

Kambô regt die Entgiftung und Ausscheidung von Toxinen und Schadstoffen im Organismus an. Daher ist es wesentlich, dass wir auch nach der Anwendung diesen Prozess weiter unterstützen und auf eine gesunde, naturbelassene und möglichst biologische Ernährungsweise achten. Unsere Nahrung sollte gleichzeitig unsere Medizin sein und uns das geben, was wir zum Leben brauchen, statt uns zu belasten oder gar krank zu machen. Es ist gut, regionale und saisonale Produkte zu verwenden und auf Konserven, Mikrowelle, Fertignahrung und Fast Food zu verzichten. Dass der regelmäßige Konsum von Alkohol, Kaffee, Tabak, Zukker, Schweinefleisch, allopathischen Medikamenten und chemischen Drogen ungesund ist, lernen wir bereits in der Schule. Eine ausreichende Flüssigkeitszufuhr mit Quellwasser und entgiftende Kräutertees unterstützen die Gesundheit des gesamten Organismus.

Praxis

Es ist wichtig, jeden Tag bewusst Raum zu schaffen, um innerlich zur Ruhe zu kommen und unseren Geist zu beruhigen. Dies kann zum Beispiel durch eine Meditationspraxis geschehen. Regelmäßig Yoga oder Tai Chi zu üben hilft dabei, körperlich beweglich zu bleiben und uns in Achtsamkeit zu schulen. Es geht darum, heilsame Rituale im Alltag zu kreieren, Inseln im Strom der Zeit zu schaffen, die es uns ermöglichen, bewusst aus dem Alltagstrott auszusteigen, loszulassen und zu entspannen.

Gemeinschaft

Eine der größten Herausforderungen bei der Integration von schamanischen Erfahrungen ist der Mangel an Gemeinschaft. Menschen kommen zu den Zeremonien und erleben authentische Begegnungen, entwickeln teils lebenslange Freundschaften und sind umgeben von einer Gemeinschaft von Menschen, die sich ihrer eigenen Heilung und spirituellen Entwicklung zugewendet haben. Zurück zu Hause ist es nicht so einfach, über das Erlebte zu sprechen, insbesondere mit Personen, die keine ähnlichen Erfahrungen gemacht haben. Es kann schwierig sein, mit Menschen in Kontakt zu treten. Mangelndes Verständnis und fehlende Verbindung können sich negativ auf den Heilungsprozess auswirken. Es ist daher unglaublich hilfreich, Wege zu finden, um authentisch zu kommunizieren und Freunde zu haben, die ähnlichen Interessen nachgehen. Es gibt immer mehr Menschen, die offen über Kambô, Ayahuasca, Schamanismus und Spiritualität sprechen. Wenn es im persönlichen Umfeld keine Gemeinschaft von Weggefährten gibt, ist es ratsam, sich auf die Suche danach zu begeben. Internetforen,

Yogastudios, Meditationsgruppen und psychedelische Salons können ein guter Anfang sein.

Gehe regelmäßig in die Natur

Sich jeden Tag etwas Zeit zu nehmen, um in die Natur zu gehen, kann unseren Heilungsprozess sehr unterstützen. Selbst wenn es nur wenige Minuten im kleinen Park um die Ecke sind. Je größer und wilder die Natur jedoch ist, um so besser. Atme frische Luft und lasse dich vom Wind berühren. Genieße die Sonnenstrahlen oder den Regen auf der Haut. Spüre die Temperatur deiner Umgebung und lausche auf die Geräusche um dich herum. Gehe so oft wie möglich barfuß und spüre die Erde und das Gras unter deinen Füßen. Setze dich in den Schatten der Bäume und betrachte das Spiel der Blätter im Wind. Lausche auf den Gesang der Vögel und beobachte die Insekten und Tiere um dich herum. Die Natur hat eine große Heilkraft. Sie steht jedem zur Verfügung und kostet nichts. Nutze sie.

Um den Körper kümmern

Es klingt einfach und scheint offensichtlich zu sein, aber es ist oft das erste, was in Zeiten von Stress oder Schwierigkeiten vernachlässigt wird. Wir müssen auf unseren Körper aufpassen, wenn wir möchten, dass unser Heilungsprozess fortgesetzt wird. Dazu gehört, neben der gesunden Ernährung, eben auch regelmäßige Bewegung, sowie gesündere Entscheidungen zu treffen. Bewusste Übung ist ein wesentlicher Teil auf dem Weg. Yoga oder Tai Chi sind großartige Möglichkeiten, um mit sich selbst in Verbindung zu bleiben und mit unseren Gefühlen und Empfindungen weiterzulernen. Es hilft dabei, Energie durch und aus dem Körper heraus zu bewegen, was wiederum unserem Geist hilft, sich zu entspannen. Auch regelmäßige Saunabesuche, Basenbäder und ayurvedische Massagen helfen dabei, körperliche Entspannung zu fördern und gesund zu bleiben.

Bewusstsein

Was immer du jedoch tust, tue es bewusst. Es gibt keine allgemein gültigen Regeln. Nichts ist verboten. Du kannst tun und lassen, was du willst. Du musst ohnehin den Erfahrungsweg gehen. Wir lernen durch Versuch und Irrtum. Fehler gehören dabei dazu. Wir Menschen scheinen besonders gut und effektiv durch Fehler und Schmerzen zu lernen. Deswegen sage ich: „Probiere dich aus, forsche und experimentiere. Mache Erfahrungen. Sei ehrlich zu dir selbst und übernimm die volle Verantwortung für dein Leben. Und das schließt deine Gesundheit mit ein. Erwarte nicht, dass andere deine Probleme für dich lösen. Du selbst bist verantwortlich für dein Leben und Erleben. Beklage dich nicht über andere. Schau was du selbst verändern kannst und wie du dafür sorgen kannst, dass du gesund, frei und glücklich bist."

„Sei selbst die Veränderung, die du dir wünschst."
(Gandhi)

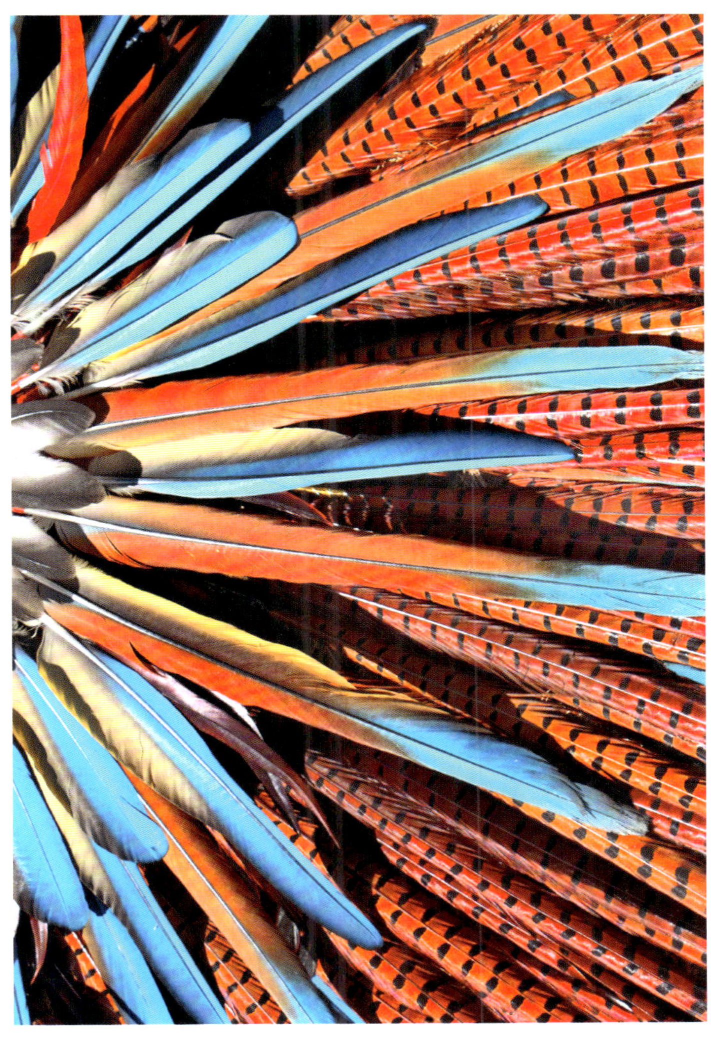

Für wen könnte Kambô geeignet sein?

Kambô könnte etwas für Menschen sein, die gerade an einem Scheideweg stehen, Altes loslassen wollen oder in ihrem Leben etwas verändern möchten. Die Froschmedizin aus dem Regenwald kann Wandlungsprozesse einleiten sowie Wachstumsprozesse begleiten. Sie kann als eine sehr gute körperliche und emotionale Vorbereitung für Übergangsriten wie bspw. Walkaways oder Visionssuchen, vor Schwitzhütten, Schamanischen Reisen, Ayahuasca-Zeremonien und Fastenkuren dienen. Vielleicht sucht jemand auch eine Grenzerfahrung, möchte sich seinen Ängsten stellen oder ist einfach neugierig.

Es kann sein, dass ein Mensch unter psychischen Beschwerden leidet, wie Depressionen, Ängsten, Süchten, Schlafstörungen, Stress und Anspannung. Vielleicht sucht man nach einem Ausweg aus einer spirituellen Krise, nach Antworten oder neuen Wegen.

Es ist möglich, dass jemand körperliche Leiden hat oder sogar richtig krank ist. Durch die stärkende und reinigende Wirkung auf den gesamten Organismus können eine Vielzahl von Beschwerden gelindert, positiv beeinflusst oder manchmal sogar geheilt werden. Auch zur begleitenden Therapie beim Arzt oder Heilpraktiker, als Präventionsmaßnahme oder zur allgemeinen Stärkung des Immunsystems kann Kambô empfohlen werden.

Es wurden bereits eine große Vielzahl positiver Erfahrungen bei der begleitenden Behandlung mit Kambô von Kopfschmerzen, Migräne, Cluster-Kopfschmerzen, Magenbeschwerden, Gastritis, Arthritis, Rheuma, Diabetes, Bluthochdruck, Leberzirrhose, Allergien, Immunschwäche, Autoimmunerkrankungen, Krebsleiden, Nervenschmerzen oder Muskelschmerzen gemacht.

Infektionskrankheiten wie HIV, Hepatitis, Malaria, Borreliose, Grippe usw., können je nach Kräftezustand des Klienten und Fortschritt der Erkrankung positiv beeinflusst werden. Auch bei degenerativen Erkrankungen wie multipler Sklerose, Amyotrophe Lateralsklerose, systemischem Lupus Erythematodes, Morbus Parkinson und Alzheimer könnte Kambô unterstützend wirken.

Ein Wundermittel ?

Nein! Kambô ist <u>kein</u> Wundermittel, dass all unsere Probleme löst! Kambô ersetzt auf <u>keinen Fall</u> den Besuch beim fachkundigen Arzt, Heilpraktiker oder Psychotherapeuten, auch wenn die Inhaltsstoffe des Sekrets unsere Selbstheilungskräfte erwiesenermaßen anregen und das körpereigene Abwehrsystem stärken können.

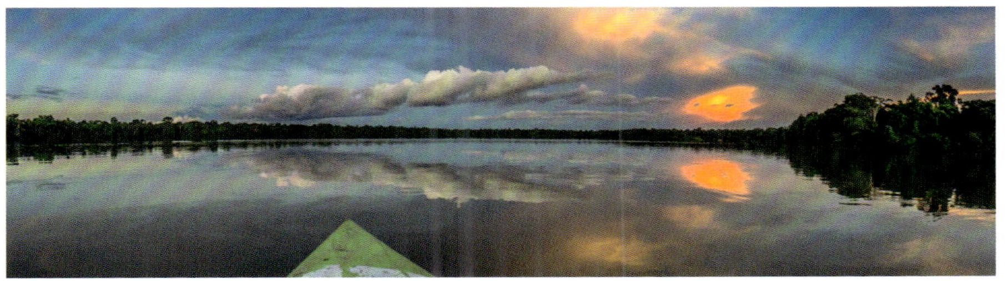

Ein ganzheitlicher Ansatz

Heilung ist immer etwas Ganzheitliches. Der Mensch sollte dabei umfassend und individuell, d.h. im Gesamtzusammenhang mit all seinen Lebensfaktoren gesehen werden. Dazu zählen der Zustand seiner körperlichen, emotionalen und mentalen Verfassung, Krankheitszeichen, sein familiäres und soziales Umfeld und auch seine spirituelle Lebensweise. Es geht darum, eine natürliche Balance im täglichen Leben zu schaffen. Sind wir im Gleichgewicht, so haben wir die Möglichkeit unser vollständiges menschliches Potenzial zu entfalten und zu leben. Krankheit bzw. Dysbalance kann als ein Resultat von falscher Denk-, Ernährungs- und Lebensweise angesehen werden. Zum Beispiel entsteht nach der ayurvedischen Sichtweise Krankheit meist durch ein Zuviel von etwas (zu viel Fett, Alkohol, Koffein, Zucker, Arbeit, Stress etc.).

Es ist daher ratsam und sinnvoll frühzeitig für den Erhalt der Balance zu sorgen, um Krankheit präventiv zu vermeiden. Was ist also Balance? Balance zeigt sich unter anderem in einem Zustand von Kraft, Ausdauer und Vitalität. Der gesamte Stoffwechsel sowie die Verdauung funktionieren störungsfrei. Der Körper ist schmerzfrei und der Schlaf ist tief und erholsam. Alle Bereiche des Lebens, wie Spiritualität, Familie, Partnerschaft, Arbeit und Freizeit sind in Harmonie.

Was verhindert Balance?

Unbewusste negative Gedanken, ein falscher Lebensstil, eine unangepasste Ernährungsweise, zu wenig Bewegung, negativer Stress und ein maßloser Umgang mit Genussstoffen oder auch Medikamenten führen kurz- und langfristig aus der Balance heraus. Aber auch Faktoren, die wir weniger beeinflussen können, wie Umweltgifte und der Wechsel der Jahreszeiten fordern unser Gleichgewicht immer wieder heraus.

Bei einem ganzheitlichen Heilungsprozess sollten wir also stets die eigentlichen Ursachen der Beschwerden suchen, erkennen und ausgleichen. Bloße Symptombesserung ist noch keine Heilung! Es geht immer um ein natürliches Gleichgewicht zwischen den Elementen, Energien und Kräften in uns.

Wer sollte es besser lassen?

Kambô ist sehr sicher, wenn es von einem entsprechend geschulten Praktiker verabreicht wird. Während einige der indigenen Stämme des Regenwaldes ihre Kinder bereits nach der Stillzeit mit Kambô behandeln, gelten hier bei uns im Westen jedoch strengere Vorschriften für den Umgang mit dieser Dschungelmedizin. Daher sollten Menschen, bei denen nachfolgendes zutrifft, auf eine Behandlung verzichten. Im Zweifelsfall ist zunächst von einer Sitzung abzuraten und ein fachkundiger Arzt oder Heilpraktiker sollte dazu befragt werden.

Kontraindikationen

- Schwangerschaft und Stillzeit
- Personen mit Herzschwäche, Thrombose und Blutgerinnseln (oder anderen kardiologischen Problemen)
- Medikamenteneinnahme gegen sehr niedrigen Blutdruck
- Schlaganfall, Epilepsie, Gehirnblutungen und Hämatomen
- kürzliche Herzklappen- oder Bypass-Operationen
- Einnahme von Immunsuppressiva
- direkt vor, während oder kurz nach einer Chemotherapie (mindestens vier Wochen davor oder danach)
- schwerwiegende geistige Gesundheitsbeschwerden

Außerdem ist zu beachten

- Frauen sollen während der ersten 2-4 Tage ihrer Blutung besser keine Behandlungen machen.
- Asthmatiker sollten immer ihr Asthma-Spray dabei haben.
- Bei Diabetikern müssen die genauen Symptome vorher abgeklärt werden.

Behandlungsmöglichkeiten

Es gibt verschiedene Formen der Kambô-Anwendung. Welche Behandlung individuell zu empfehlen ist, sollte im Vorfeld immer mit einem erfahrenen Kambô-Praktiker persönlich geklärt werden. Üblich sind Einzelsitzungen oder Gruppenzeremonien. Die Gates werden traditionell bei Männern am linken Oberarm oder am Oberkörper und bei den Frauen am linken Knöchel gebrannt. Im Grunde kann man die Punkte jedoch überall hinsetzten. Auch die Behandlung von Meridianen und Akupunkturpunkten ist möglich.

- Kambô-Pur
- 3er-Intensiv-Zyklus
- Mondzyklus
- 5er-Intensiv-Zyklus
- Krieger-Initiation
- Kambô-Microdosing

Kambô-Pur ist geeignet zum Kennenlernen für alle Einsteiger. Eine einmalige Impfung mit 1-3 Dots, zur allgemeinen Aktivierung des Immunsystems oder als reinigende Vorbereitung für eine schamanische Zeremonie. Bei einem 3er-Intensiv-Zyklus geht es tiefer. An zwei oder drei aufeinanderfolgenden Tagen werden drei Behandlungen mit steigender Dosierung (z. B. 2 / 5 / 7 Dots) durchgeführt. Dieser Zyklus kann von einer milden Fastenkur, die den Reinigungsprozess noch verstärkt, begleitet werden. Beim Kambô-Mondzyklus werden drei Anwendungen verschiedener Stärke während eines Mondzyklus (28 Tage) verabreicht. Die Stärke der Dosis ist dabei abhängig vom Grad der Erfahrung des Anwenders und wird jeweils um 2 Impfpunkte gesteigert: z. B. 5 Punkte am ersten Tag, 7 Punkte bei der nächsten Anwendung und 9 Punkte bei der letzten Anwendung. Beim 5er-Intensiv-Zyklus werden drei Behandlungen innerhalb einer Woche gegeben. Jeden zweiten Tag, mit steigender Dosierung. Zum Beispiel Montag, Mittwoch und Freitag. Dann wird eine Woche pausiert. In der dritten und vierten Woche, wird dann jeweils noch eine Behandlung gegeben. Dieser Zyklus bringt nach meinen Erfahrungen die besten Ergebnisse. Für diejenigen, die eine intensive Initiation erleben möchten, gibt es die sogenannte „Krieger-Initiation“, wobei 3 Sitzungen mit steigender Dosierung innerhalb von 3 Stunden durchgeführt werden. Dies ist eine extrem intensive Erfahrung und ist nicht als Einstieg empfohlen! Hier sollten mindestens die ersten drei oben beschriebenen Anwendungen vorausgegangen sein. Eine sanfte Variante ist das Microdosing. Hier wird dem Klienten innerhalb von 7 Tagen täglich immer nur 1 Punkt gesetzt. Diese Anwendungsmethode steigert langsam die körpereigenen Abwehrkräfte und ist nicht so stark herausfordernd. Dies ist geeignet für Menschen, welche ängstlich sind oder sich gesundheitlich zunächst nicht in der Lage fühlen, eine volle Sitzung zu absolvieren.

Kambô ist intensiv und braucht Zeit zum Verdauen und Integrieren.

Ich empfehle im Allgemeinen, nicht mehr als 12 Sitzungen pro Jahr durchzuführen, da unser Immunsystem nicht überstrapaziert werden sollte. Ich habe jedoch von Anwendern schon andere Angaben gehört. Das Heftigste, was mir bekannt ist, war, dass ein Praktiker täglich - über Monate hinweg - Kambô bei sich selbst angewendet hat. Dies ist meiner Meinung nach übertriebener Aktionismus.

Zudem ist es sehr unterstützend, auch zwischen den Anwendungen auf eine gesunde Ernährungsweise und einen ausgewogenen Lebensstil zu achten. Zu viel von Etwas ist nicht gut. Es geht immer um das Gleichgewicht.

Erfahrungsberichte

Um einen besseren Eindruck davon zu bekommen, wie unterschiedlich die Menschen eine Sitzung erleben und welche Effekte bzw. Ergebnisse möglich sein können, werden im Folgenden einige persönliche Erfahrungsberichte von Klienten und Anwendern wiedergegeben.

Peter (39)

Meine erste Kambô-Erfahrung war ein ziemlicher Durchbruch für mich. Ein Freund hatte mich zu einem Gruppenritual eingeladen und meinte dazu, dass diese Frosch-Gift-Impfung sicher was für mich sei.

Ich litt zu dieser Zeit bereits seit einigen Jahren an wiederkehrenden Kopfschmerzen und hatte therapeutisch schon einiges probiert. Mit mäßigem Erfolg. Also dachte ich mir: „Ich probier das mal. Im schlimmsten Fall hilft es einfach nicht." Eigentlich hatte ich sogar etliche Vorbehalte und stand der ganzen Sache recht kritisch gegenüber. Dennoch wagte ich eine erste Sitzung. Nachdem ich drei Punkte bekommen habe, dachte ich erst, dass das bei mir sowieso nicht wirkt. Doch weit gefehlt. Innerhalb der nächsten 15 Minuten ging ich durch meine eigene Hölle. Ich hatte das Gefühl, dass mir der Schädel platzt und heftige Schmerzen pochten in meinem Kopf. Es war für mich kaum auszuhalten. Ich hatte das Gefühl, ich werde ganz sicher daran sterben. Angst, Panik, Schmerzen. Doch jeder Schwall, den ich in den Eimer kotzte, erleichterte mich und nach einigen Minuten war einfach nichts mehr da. Mein Kopf war leer. Das erste Mal überhaupt, erlebte ich so etwas wie Leere und Ruhe im Kopf. Ich sank in eine tiefe Entspannung und schlief schließlich ein. Als ich erwachte, fühlte sich mein Kopf leicht und kühl an. Von den Schmerzen keine Spur. Die folgenden Nächte schlief ich tief und fest, hatte keine Kopfschmerzen mehr und fühlte mich jedesmal angenehm ausgeruht und erholt. Seitdem gehe ich 2-3 Mal im Jahr zum Kambô. Die Kopfschmerzen bin ich seither los und erfreue mich bester Gesundheit.

Gitte (54)

Seit ca. 15 Jahren habe ich Probleme mit den Gelenken. Rheuma, heißt es. Die Kambô-Behandlungen helfen mir dabei, besser mit den Schmerzen in den Gliedern zurechtzukommen. Die Schmerzen sind deswegen nicht weg, jedoch deutlich weniger geworden.

Natalie (25)
Kambô ist für mich ein Weg, mich von Stress, Anspannung und altem Ballast zu befreien.

Holger (45)
Ich hatte bereits einige Kambô-Anwendungen. Die erste Sitzung war die heftigste. Ich war erschrocken, wie schnell und stark der Effekt einsetzte. Hitze, Schwitzen, Übelkeit, Erbrechen. Das ist bei mir eigentlich jedesmal so. Mittlerweile kann ich damit jedoch ganz gut umgehen. Ich weiß, was auf mich zukommt und entspanne mich in diese Erfahrung hinein. Nachher ist es jedes Mal, wie neu geboren sein. Ich fühle mich gereinigt, geöffnet und geklärt.

Steffan (35)
Ich kam zum Kambô durch meine Mutter. Sie hatte diese schamanische Methode beim Ayahuasca kennen gelernt. Und da ich meiner Mutter vertraue, bin ich einfach mal mitgefahren. Ich fand den rituellen Rahmen in der Gruppe super und habe mich gleich sicher und gut aufgehoben gefühlt. Meine eigene Erfahrung war recht sanft. Ich hatte drei Punkte und es geschah eigentlich, bis auf die Hitze und Übelkeit, recht wenig. Die teils heftigen Prozesse der anderen Teilnehmer mitzubekommen, hat mich aber sehr beeindruckt. Für mich war es eher die Gruppenerfahrung und das anschließende Sharing, bei dem wir über unsere Erfahrungen miteinander sprachen. Sehr unterschiedlich und interessant. Und es war mega, das mit meiner Mum zusammen zu machen.

Britta (51)
Ich liebe Kambô. 2x im Jahr, im Frühling und im Herbst, mache ich eine Mondzyklus-Behandlung. Innerhalb von einer Mondphase nehme ich drei Sitzungen bei René. Zusätzlich mache ich in dieser Zeit eine milde Suppenfastenkur. Meine jahrelangen lästigen Verdauungsbeschwerden, Rückenschmerzen und Schlafstörungen sind seitdem Geschichte.

Luisa (27)
Warum ich Kambô mache? Hm...weil es gut für mich ist. Es hilft mir immer wieder, durch schwierige Phasen zu gehen. Durch Kambô lerne ich, einfach loszulassen und mich dem Moment hinzugeben.

Lars (40)

Kambô und ich sind von Anfang an Freunde. Ja, Kambô kann heftig werden. Dennoch ist es eine geniale Medizin. Während dem Prozess fühle ich mich manchmal wie sterben. Ich verfluche mich dann selbst, warum ich mich wieder auf diesen Wahnsinn eingelassen habe. Nachher bin ich immer wieder froh, durchgegangen zu sein. Kambô gibt mir Kraft und Selbstvertrauen. Wenn du durch so eine Erfahrung durchgegangen bist, weißt du einfach, was du gemacht hast. Probleme und Schwierigkeiten im Alltag werden dadurch ziemlich relativ.

Durga (16)

Ich habe Kambô das erste Mal mit 15 gemacht. Bisher habe ich drei Sitzungen bekommen. Ich dachte am Anfang, dass es viel schwieriger sein wird. War es aber dann gar nicht. Meine Mama war die ganze Zeit dabei. Mir war schon ziemlich schlecht und ich habe auch viel Wasser erbrochen. Doch danach habe ich mich toll gefühlt. Irgendwie lebendig und voller Energie. Die letzte Sitzung war schon bissel intensiver. Da habe ich fünf Punkte bekommen. Mein Gesicht ist auch angeschwollen und ich sah aus wie ein Frosch. Zum Glück ist das nach einigen Minuten wieder verschwunden. Seitdem ich Kambô mache, bin ich irgendwie selbstbewusster. Ich habe mehr Vertrauen und bin motivierter im Alltag.

Wayne (33)

Für mich ist Kambô immer ziemlich heftig. Ob ich nun zwei oder fünf Punkte bekomme, macht für mich keinen großen Unterschied. Übel ist mir immer und erbrechen muss ich auch. Mir tut jedesmal der Bauch und der Kopf weh. Alles krampft zusammen. Ist ´ne ziemliche Tortour für mich. Kann gar nicht verstehen, dass andere das als angenehm empfinden. Was ich allerdings sagen muss ist, dass ich mich hinterher immer tiefenentspannt fühle. Und auch im Alltag bin ich die Tage nach dem Kambô deutlich gelassener. Das hält bei mir aber nicht an. Irgendwann kommt dann der Stress zurück. Wenn´s gar nicht mehr geht, gehe ich wieder zum Kambô.

Andreas (58)

Ich bin zum Kambô gekommen, weil ich aufhören wollte zu rauchen. Drei Sitzungen und eine begleitende Hypnose beim Heilpraktiker und ich bin seitdem rauchfrei. Genial.

Benedikt (21)

Kambô hat mir geholfen von der Chemie weg zu kommen. Seitdem ernähre ich mich vegan, übe Yoga und bin auf dem spirituellen Weg.

Judith (40)

Ich war einfach neugierig. Ayahuasca und Pilze kannte ich schon. Nun wollte ich den Frosch kennenlernen. Die erste Erfahrung war intensiv. Ich hatte das Gefühl, starkes Fieber zu bekommen, fühlte mich benommen und mir war sehr schlecht. Richtig vergiftet kam ich mir vor. Ich spuckte, kotze und weinte. Ewig hat sich das angefühlt. Plötzlich hörte das ganze auf und kehrte sich ins Gegenteil. Mir wurde kalt, ich fröstelte, zitterte und klapperte. Auch diese Phase kam wieder zur Ruhe und ich fiel in einen kurzen, aber tiefen Schlaf. Nachdem ich wieder wach wurde, waren plötzlich meine Sinne voll geschärft. Ich hörte, sah und fühlte alles intensiver. Farben, Formen und Klänge nahm ich irgendwie bewusster wahr. Alles war greifbarer, fühlbarer und realer als sonst. Ich ging an diesem Tag noch raus in den Wald. Es war einfach wunderbar. Ich spürte, dass ich ein Teil der Natur, des Waldes und der Erde bin. Ich musste weinen bei dem Gedanken daran, was wir Menschen der Natur antun. Es schmerzte mich zutiefst. Gleichzeitig fühlte ich jedoch diese Verbundenheit mit allem. Mitgefühl kam in mir auf. Ich sah das Leiden, was wir uns selbst, den Tieren und Mutter Erde täglich antun. Ignoranz und Gier sind dafür verantwortlich. Ich konnte sehen, dass das alles, Licht und Schatten, in mir selbst ist und dass es an der Zeit ist, Verantwortung dafür zu übernehmen. Für diese Erfahrung, bin ich der Kambô-Medizin unendlich dankbar.

Christian (56)

Kambô hat mir zusammen mit einer Ernährungsumstellung geholfen, mit meinen gesundheitlichen Problemen klarzukommen. Die Symptome sind deutlich weniger geworden. Manchmal bin ich sogar beschwerdefrei. Ich nehme keinerlei chemischen Medikamente mehr.

Nur noch Kambô und Pflanzenmedizin.

Dorit (42)

Zweimal im Jahr gehe ich zu einer Ayahuasca-Zeremonie. Um mich darauf vorzubereiten, lasse ich mir eine Woche vorher Kambô geben. Das unterstützt meinen Prozess und hilft mir dabei besser loszulassen. Ich kann das nur empfehlen.

Ernst (65)
Kambô ist genial.

Claudia (52)
Ich bin auf dem Schamanischen Weg. Neben der Trommel und der Schwitzhütte, ist die Frosch-Medizin ein wichtiges Werkzeug für mich geworden. Ich nutze Kambô regelmäßig für mich selbst und mittlerweile auch für meine Klienten. Kambô hilft dabei, Altes loszulassen und sich für Neues zu öffnen. Es beseitigt energetische Blockaden und reinigt den Körper. Kambô ist eine machtvolle schamanische Medizin. Aho.

Dolores (67)
Seitdem ich mehrmals im Jahr zum Kambô gehe, fühle ich mich widerstandsfähiger und gesünder.

Rupert (50)
Für mich ist Kambô eine Initiations Medizin. Sie konfrontiert mich mit mir selbst, meinem Körper, meinen Emotionen und meinem Geist.
Ich finde es immer sehr herausfordernd, doch danach jedes Mal total gut. Die Hürden von Unwillen und Widerstand muss ich jedoch erstmal überwinden. Wenn der Prozess einmal läuft, kann ich mich dem auch hingeben. Kambô ist immer eine Herausforderung für meine Bequemlichkeit. Doch danach bin ich jedes Mal total froh, es wieder gemacht zu haben. Warum setze ich mich dem aus? Keine Ahnung. Vielleicht bin ich auch verrückt, vielleicht suche ich aber auch einfach diese Grenzerfahrung.

Claudia (37)
Neben der Intensität der körperlichen Erfahrung finde ich vor allem das rituelle Setting total wichtig und wertvoll. Die Intention ist für mich wesentlich. Auch der gemeinsame Prozess in der Gruppe, das sich gegenseitig begleiten, die anderen zu sehen und zu hören, finde ich total berührend. Kambô ist für mich viel mehr als nur Medizin. Für mich ist es das ganze Ritual und der Prozess.

Jonny (25)
Kambô hat mein Leben gerettet. Ich konnte sehen, dass das Leben noch mehr für mich bereit hält. Mein Leben wird sich von nun an vollkommen verändern. Wow. Ich lebe. Danke.

Chris (35)

Krasse Erfahrung. Intensiv, unangenehm, konfrontierend. Vielen Dank an die Gruppenleiter. Ich habe mich die ganze Zeit total sicher gefühlt und konnte mich dadurch gut auf die Erfahrung einlassen. Altes loslassen. Dinge, die ich nicht mehr brauche, gehen lassen.

Petra (47)

Ich hatte am Anfang ziemlich Angst. Doch durch die einfühlsame Unterstützung der Leitung, konnte ich mich allmählich entspannen. Ich habe nur einen Punkt bekommen und ich war überrascht, wie schnell und heftig die Wirkung kam. Doch ich konnte auch spüren, dass der Froschgeist es gut mit mir meint. Ich hatte ganz am Anfang eine Vision vom Frosch. Er hat mich angeschaut und ich hatte das Gefühl, dass er mir wohlwollend zublinzelt. Während der Sitzung fühlte ich mich getragen von der Gruppe und eingehüllt in ein hellgrünes Licht.

Insgesamt empfand ich die Erfahrung als öffnend und heilend. Ich werde ganz sicher wieder zum Kambô kommen.

Die Kambô-Stämme

Vor der Eroberung Südamerikas durch die europäischen Mächte, war das Wissen um die Kambô-Anwendung wahrscheinlich unter vielen der Eingeborenenstämmen Brasiliens und auch in den angrenzenden Ländern weit verbreitet. Durch die brutale Kolonialisierung und die damit verbundene Missionierung, wurden die meisten Stämme vertrieben, zerstreut, demoralisiert, vollständig ausgerottet oder gegen ihren Willen zum Christentum bekehrt. Das Wissen um ihre uralten Traditionen, Heilweisen und selbst ihre Sprachen, gingen dabei teils vollständig verloren. Noch heute kämpfen die Stämme um ihre Rechte, ihr angestammtes Land und den Erhalt ihrer Traditionen. Sie müssen sich dabei gegen eine ultrarechte Regierung, Korruption, einflussreiche Großkonzerne, das Militär und die Pharmaindustrie durchsetzen. Ein ungleicher Kampf, der ohne die Unterstützung der westlichen Nationen einfach nicht zu gewinnen ist. Nur wenige der Eingeborenen, die bis ins 21. Jahrhundert überlebt haben, konnten auch ihre traditionellen Lebensweisen und ihr Wissen über Heilpflanzen und eben auch die Anwendung der Kambômedizin bewahren.

Ich stelle im Folgenden einige dieser Stämme vor, die maßgeblich mit daran beteiligt sind, das Wissen um die Anwendung von Kambô mit dem Rest der Welt zu teilen.

Die Matsés

Die Matsés (in Brasilien als Mayorunas bekannt) werden aufgrund ihrer charakteristischen „Schnurrhaare" und Gesichtstattoos als „Katzenmenschen" bezeichnet. Gegenwärtig leben rund 2200 Matsés im Yavarí Tal von Peru und Brasilien. 1969 nahmen die Matsés zum ersten Mal einen ständigen Kontakt mit der Außenwelt auf, als sie christliche Missionare in ihre Gemeinden aufnahmen. Seitdem haben sie sich einen großen Teil ihrer Kultur und Lebensweise bewahren können. Sie leben, jagen und fischen, wie es ihre Vorfahren seit Jahrtausenden taten. Die Matsés verfügen über ein einzigartiges Wissen über Heilpflanzen und die Anwendung von Kambô, deren Geheimnisse die Wissenschaft erst jetzt beginnt zu entdecken. Die Matsés sind Spezialisten für die Verwendung von traditionellen Jagdwaffen, wie Speer, Pfeil und Bogen. Früher wurden sie für den Kampf eingesetzt, heute werden sie jedoch nur noch zur Jagd genutzt. Vereinzelt wird jedoch auch mit Flinten gejagt. Mit wenigen Ausnahmen haben die Matsés kein regelmäßiges wirtschaftliches Einkommen, wobei die Jagd und der Fischfang ihre Haupttätigkeiten sind. Obwohl sie seit tausenden Jahren im Amazonasgebiet leben, haben sie erst seit 1998 offiziell von der Regierung das Recht auf ein eigenes Land be-

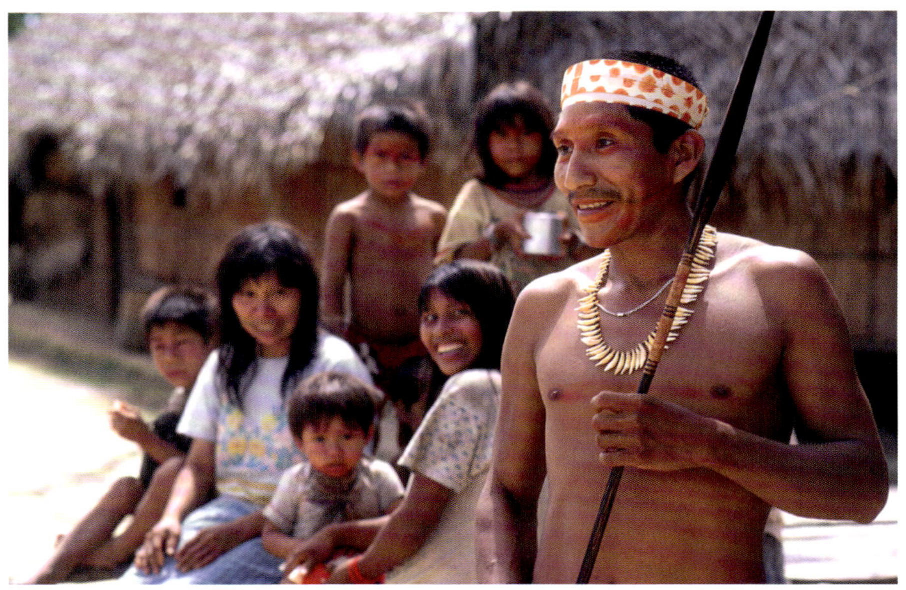

Die Matsés oder Mayoruna sind ein indigener Stamm des peruanischen sowie brasilianischen Regenwaldes.

kommen. Ihre Ländereien umfassen 452.735 Hektar entlang der Flüsse Yavarí, Yaquerana und Gálvez. Die Matsés kämpfen dafür, ihre Ressourcen (Holz, Wild und Früchte) zu bewahren und die Natur zu schonen, um eine nachhaltige Existenz auch für die folgenden Generationen zu gewährleisten. Trotz des Reichtums ihrer Kultur und ihrer natürlichen Lebensweise leben die Matsés-Leute in extremer Armut, wobei Krankheiten wie Malaria und Hepatitis ein großes Leid verursachen. Der Mangel an grundlegenden Dienstleistungen, wie Gesundheitsversorgung und Bildung gefährdet die Fähigkeit der Matsés, ihr Land und ihre Lebensweise angemessen zu verteidigen.

Die Yawanawá

Die Stammesregion der Yawanawá befindet sich am Fluss Gregoria, zwischen Peru und Bolivien im Bundesstaat Acre. Heute zählt der Stamm etwa 900 Mitglieder. Die Stammessprache gehört zur Pano-Sprachgruppe im westlichen Amazonasgebiet. Jagd und Fischerei sind zwei ihrer wichtigsten wirtschaftlichen Aktivitäten. Die Yawanawá teilen ihr Territorium mit den Katukina-Indigenen. Die meisten Mitglieder eines Stammes werden mit denen eines anderen Stammes oder mit anderen ausländischen Verbündeten verheiratet. Diese Verbindungen wurden wäh-

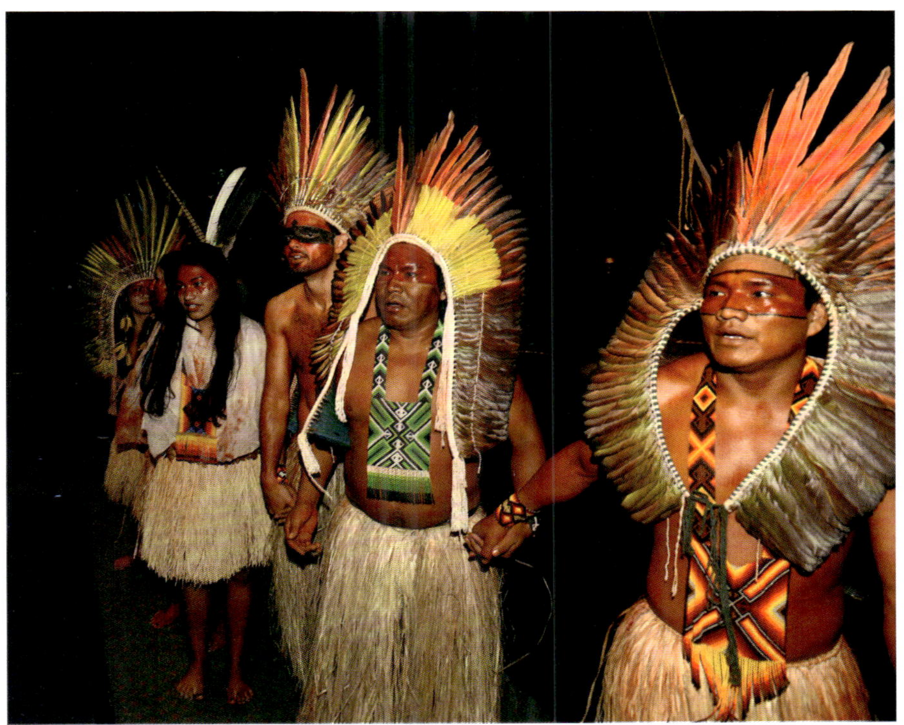

Yawanawá-Stamm des brasilianischen Amazonas mit: Keneweci, Yawavana, Wannu, Pekúti, Matsini und Meu wo.

rend der Kolonialzeit geschlossen. Aufgrund von Ressourcen wie Kautschuk entschieden sich die Missionare zu bleiben, um ein profitables Geschäft zu erschaffen. Dies geschah leider stets auf Kosten der Eingeborenenstämme und ihrer Kulturen. Inzwischen sind nachhaltige Bündnisse entstanden, die die Kultur und Stabilität der Stämme unterstützen. Die Yawanawá haben einen festen Glauben an Schamanismus und die Welt der Ahnengeister. Derjenige, der als Schamane initiiert wird, muss viele intensive Prozesse, Aufgaben und Prüfungen durchlaufen. Der Adept muss strikte Diäten einhalten und sich teilweise für Monate oder gar Jahre auf die Einnahme der heiligen Pflanzenmedizin wie Ayahuasca, Datura, Rapé und Tabaksäfte konzentrieren. Kambô spielt ebenfalls eine wichtige Rolle im traditionellen Heilwissen der Yawanawá.

Die Katukina

Der Katukina-Stamm lebte bis vor kurzem noch am Fluss Gregorio, der gleichen Stammesregion wie die Yawanawá, mit denen sie durch Ehen viele familiäre Beziehungen unterhalten. In den achtziger Jahren zogen sie dann an den Campinas River, wo sie auf der Autobahn für die Regierung arbeiteten. Die meisten Katukina leben noch immer dort. Sie zählen zu den wenigen Stämmen, die ihre Muttersprache erhalten haben. Sie sprechen nur sehr spärlich portugiesisch. Die meisten anderen Pano-Stämme der Region, abgesehen von den Kaxinawa, haben ihre traditionelle Sprache verloren. Die Katukina verfügen über ein breites traditionelles Heil- und Pflanzenwissen. Es gibt eine besondere Beziehung zwischen dem Stamm und der Kambô-Medizin, die als wesentlicher Bestandteil ihrer Stammeskultur gilt. Sie waren einer der ersten Stämme, die mit ihrem Heilwissen außerhalb des Bundesstaates Acre unterwegs waren. Vor allem die Verbreitung von Kambô wurde von ihnen als Pionierarbeit erachtet. Jedes Mitglied kann Kambô für sich selbst und andere anwenden. Sie betrachten sich als die ersten Menschen, die Kambô direkt vom Frosch erhielten. Darüber hinaus initiierten sie die Ausbreitung von Kambô in städtischen Gebieten, indem sie ihr Wissen mit Nicht-Ureinwohnern und sogar mit öffentlichen Zeitungen wie der New York Times teilten. Daher gelten sie als die Großväter der Froschmedizin. Die ethnische Gruppe der Katukina wurde im Laufe der Kautschuk- und Latexindustrie immens dezimiert. Der Stamm war kurz davor auszusterben. Fast ein Jahrhundert später durften die Katukina öffentlich wieder das Land in Besitz nehmen, das einst ihre Heimat war. Im Augenblick zählen die Katukina ca. 600 Stammesmitglieder.

Die Kaxinawa (Huni Kuin)

Der Kaxinawa-Stamm gehört ebenfalls zu den Pano-Sprachstämmen, die die Grenze zwischen Ostperu und Westbrasilien durchstreifen. Ihre Dörfer liegen an den Flüssen Purus und Curanja in der peruanischen Landschaft. Brasilianische Stämme befinden sich in der Nähe der Flüsse Tarauacá, Jordão, Breu, Muru, Envira, Humaitá und Purus. Heutzutage sind fast alle Stämme miteinander verbunden. Es gab eine Zeit, in der die europäischen Mächte ihr Territorium auf der Suche nach Ressourcen betraten. Aufgrund der Abholzung und der Invasion ihres Landes begannen die Ureinwohner bald, die Invasoren anzugreifen. Trotzdem wollten einige Stämme den Austausch mit Ausländern beginnen. Infolgedessen trennten sich die Stämme immer mehr voneinander und erst im 20. Jahrhundert kamen sie wieder zusammen. Die Kaxinawa haben einen starken Ruf nach dem Geist, den sie als „Yuxin“ bezeichnen. In ihrer Tradition kann nur ein wahrer Schamane den Geist des Stammes mit dem Geist des Waldes verbinden und dadurch eine ausgewogene Kommunikation zwischen diesen beiden Realitäten aufrechterhalten. In

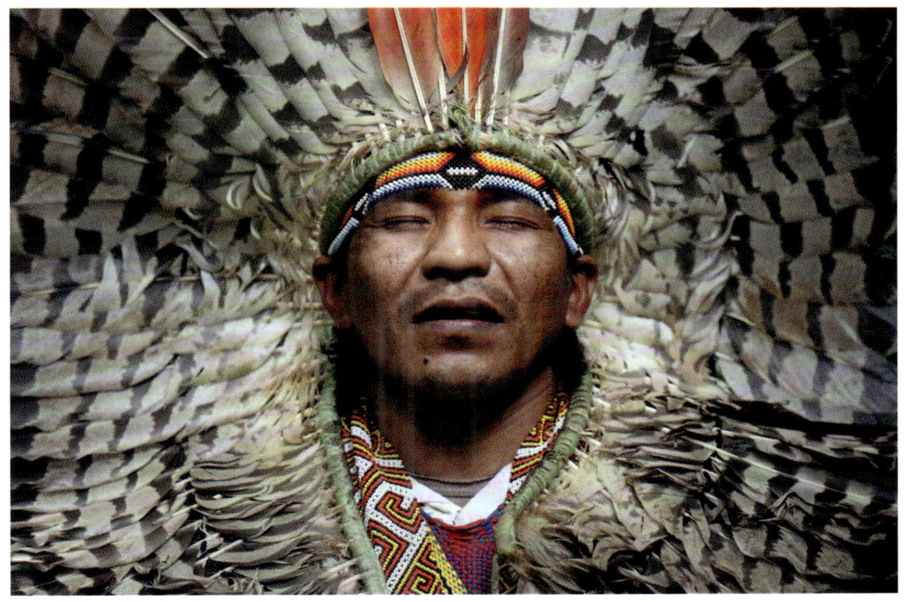

Ein Mitglied des Kaxinawa-Stammes, aus dem Bundesstaat Acre im Amazonasgebiet, führt eine traditionelle Segnungsteremonie durch.

ihrem Glauben kann nur ein echter Schamane das Dorf schützen. Um ein Schamane zu werden, muss man eine große Transformation durchlaufen, die von den Pflanzenlehrern geleitet wird. Am Ende ihrer Ausbildung werden sie stark genug sein, um zu heilen. Die Verwendung von Ayahuasca in Kombination mit speziellen Arten von Rapé-Schnupftabak ist bei diesen Ritualen und Initiationen üblich. Die Kaxinawa-Leute haben viel gefiederte Kleidung und bemalen normalerweise ihren ganzen Körper während den Zeremonien. Kaxinawa bedeutet das Fledermausvolk und wird nicht vom Stamm selbst verwendet, sondern nur von anderen. Sie nennen sich selbst „Huni Kuin", was „wahrer Mensch" bedeutet.

Es gibt viele Stämme, die miteinander verwandt sind und normalerweise „nawa" genannt werden, wie die Stämme Yaminawa, Sharanawa, Mastanawa und weitere Nawa. Der Anführer der Kaxinawá und der ehemalige Vizebürgermeister von Jordão (Acre), Siâ Kaxinawá, ist ein weiser und respektierter Schamane, der sich in der Öffentlichkeit und durch Organisationen vehement für seinen Stamm einsetzt: Er gründete die União das Naçoes Indigenas (UNI/AC) und ASKARJ, und er ist Mitbegründer der Allianz der Waldvölker und des Internationalen Rates für Menschenrechte (IACHR). Diese Organisationen setzen sich für die Rechte der indigenen Gemeinschaften sowie für die Menschenrechte und den Schutz des Regenwaldes ein.

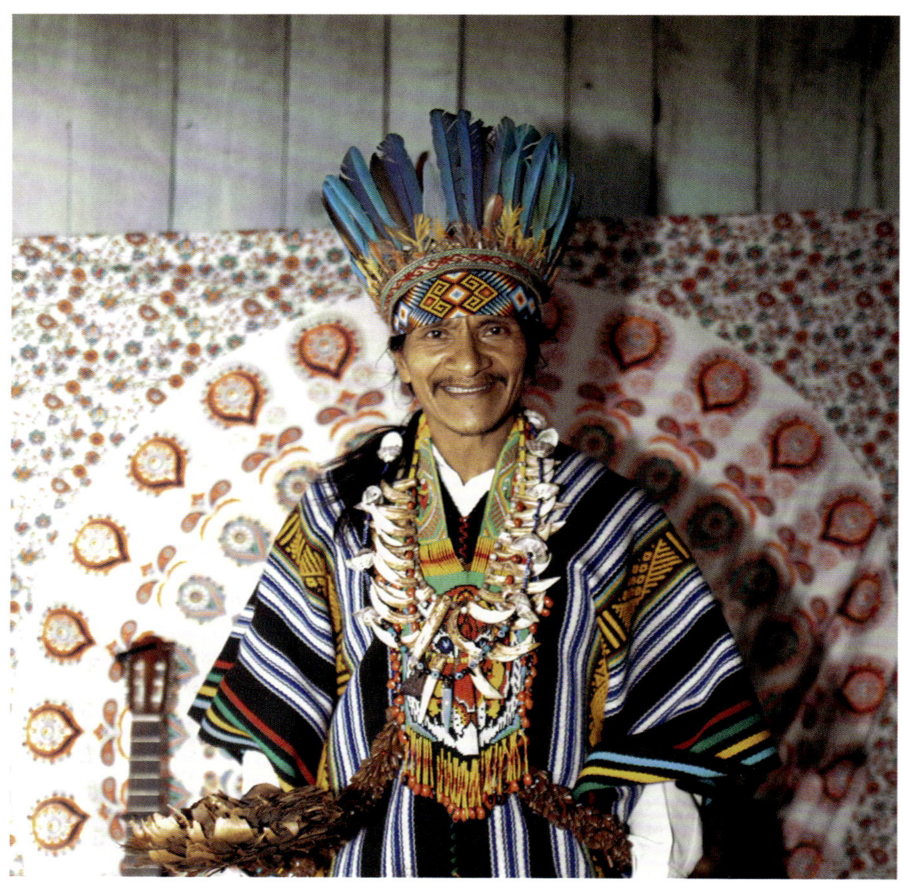

Taita Miquel Angel Jamioy Juajiboy
Schamane der Stammesgemeinschaft der Kamentsa Biya
aus Sibundoy Putumayo/Kolumbien

Rapé – der schamanische Schnupftabak

Rapé (Haapee gesprochen) ist seit Jahrtausenden, genau wie Kambô und Ayahuasca auch, für die Stämme des Amazonasbeckens ein heiliges Arzneimittel und schamanisches Werkzeug. Es ist ein wesentlicher Bestandteil ihrer Stammeskultur und Spiritualität. Für manche Stämme ist Rapé sogar die wichtigste und heiligste Medizin. Rapé ist der Überbegriff für eine besondere Art von Schnupftabak. Dieser wird jedoch nicht, wie der Name vermuten lässt, geschnupft, sondern mit speziellen Blasrohren (Tepi) oder Pfeifen (Kuripe) aus Bambus, Tier- oder Vogelknochen in beide Nasenlöcher eingeblasen. Traditionell wird Rapé in einem rituellen Rahmen aus Tabak (*Nicotina rustica*) und aus der Asche von bestimmten Heilpflanzen oder Baumrinden hergestellt. Die Herstellung sowie die genaue Zusammensetzung der Zutaten bleiben oft ein Geheimnis des Stammes. Im südamerikanischen Schamanismus wird Tabak seit Urzeiten als heilige und heilsame Medizin verwendet und selten geraucht. Dies hat nur sehr wenig mit dem Tabakkonsum zu tun, wie er in unserer westlichen Welt betrieben wird.

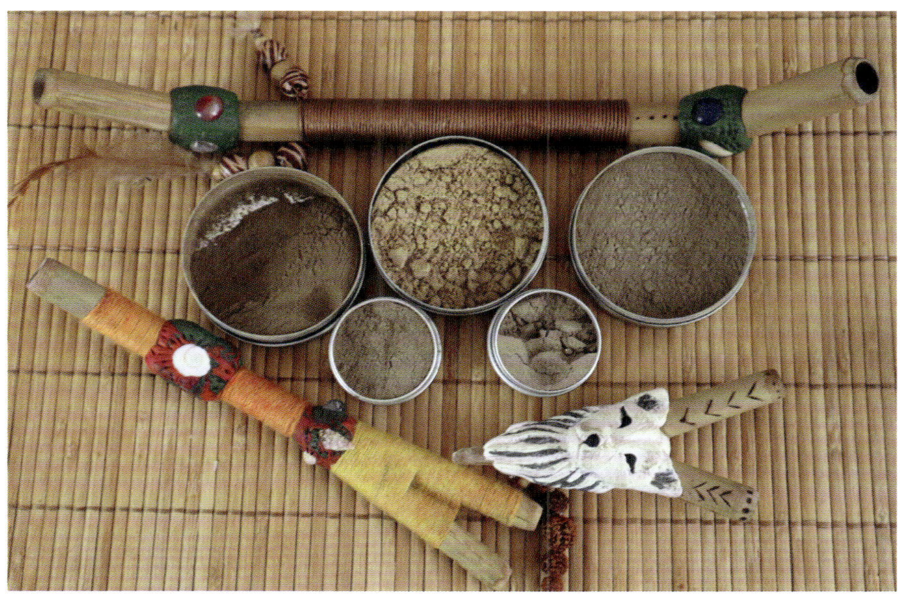

Verschiedene Rapé-Schnupfpulver in Dosen, mit Tepi und Kuripe

Verwendung

Die Verwendung von Rapé dient vielen verschiedenen Zwecken, darunter z. B. weiblichen Pubertätsriten, Initiationsritualen für Jäger und Krieger, während traditionellen Stammesfesten, sozialen Riten und Heilungszeremonien. Jeder Stamm hat seine eigenen Rituale. Diese können sehr schlicht oder auch sehr aufwendig mit Gesängen, musikalischen Rhythmen und Gebeten sein. Einige wenden es jeden Tag nach dem Frühstück und Abendessen an, andere nur in speziellen Heilzeremonien wie z. B. bei einer Kambô-Zeremonie oder beim Ayahuasca-Ritual.

Wirkung

Nach dem Einblasen in die Nasenlöcher gibt es zunächst einen heftigen „Schlag", welcher augenblicklich den Geist fokussiert und uns für den gegenwärtigen Augenblick öffnet. Es können Entgiftungs- und Reinigungsprozesse angeschoben und überschüssiger Schleim und Giftstoffe ausgeschieden werden. Darüber hinaus hilft Rapé physische, emotionale und mentale Blockaden zu lösen, Negativität und Verwirrung zu mindern und einen klaren Geist zu kultivieren.[43/44/45/46]

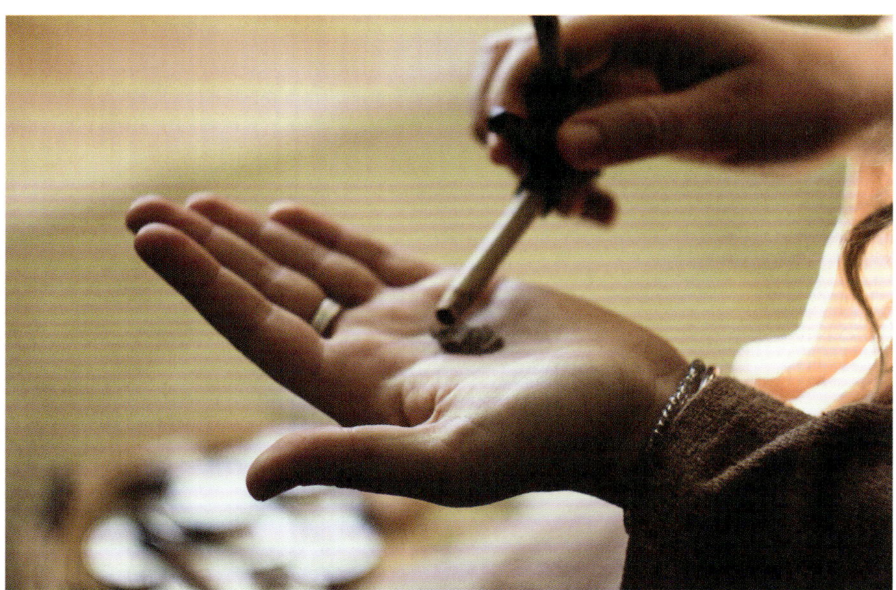

Der Tepi, ein Blasrohr aus Bambus, wird mit Rapépulver geladen.

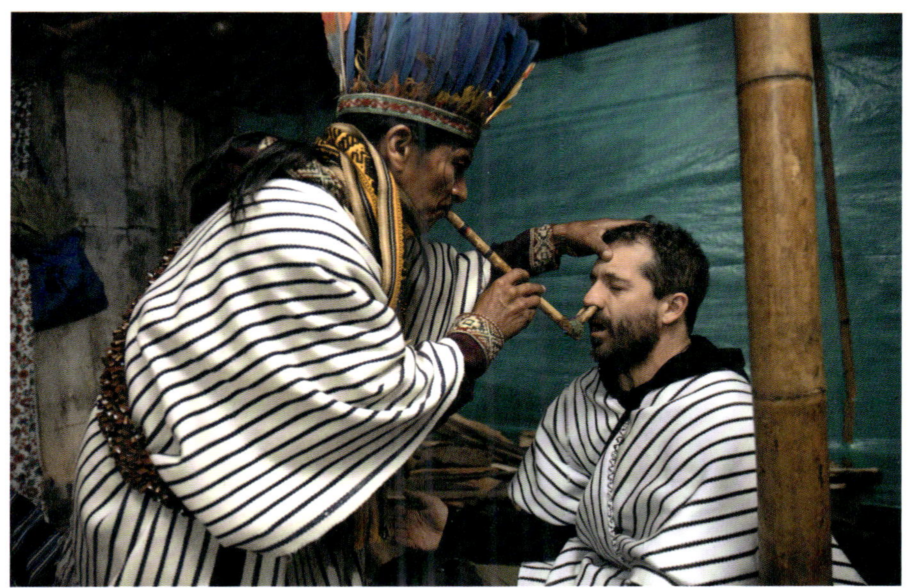

Das Rapépulver wird anschließend in die Nasenlöcher eingeblasen.

Kambô & Rapé

Kambô und Rapé ergänzen sich auf wunderbare Weise. Zum einen können wir Rapé vor einer Kambô-Anwendung nutzen, um uns einzustimmen und den inneren Raum zu öffnen. Rapé klärt den Geist und verhilft dazu, uns besser zu fokussieren.

Während einer Kambô-Zeremonie kann es manchmal vorkommen, dass der Reinigungsprozess etwas ins Stocken kommt und der Klient sich schwer tut, loszulassen. Auch in dieser Situation kann Rapé helfen, indem es den physiologischen und energetischen Prozess anschiebt und wieder ins Fließen bringt. Nach einer Kambô-Behandlung kann ein mildes Rapé bei der Integration der Erfahrung helfen, indem es unsere feinstofflichen Energien wieder ausgleicht und harmonisiert.

Kambô und Rapé gehören für mich zusammen und ergänzen sich in ihrer Arbeit optimal. Ich benutze in meinen Zeremonien zum Beginn häufig ein kraftvolles Krieger-Rapé zur Einstimmung und Fokusierung. Während der Anwendung arbeite ich mit reinigenden und ausleitenden Sorten und am Ende der Behandlung mit harmonisierenden oder herzöffnenden Mischungen.

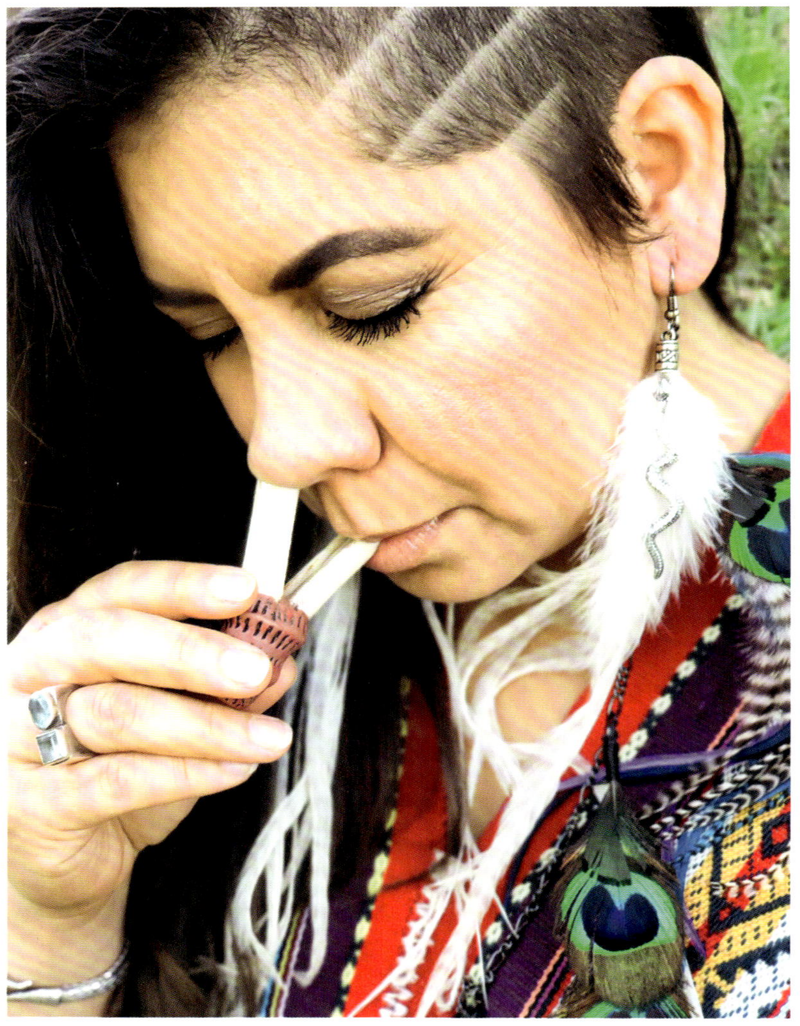

Mit einem Kuripe, einem Selbstapplikator, kann man sich das Rapépulver selbst verabreichen.

(43) https://katukina.com/doc/rape, What is Rapé?
(44) Lucifer Svard & Markus Berger: Lucys Rausch Nr. 5, Schamanische Snuffs, Nachtschatten Verlag, Schweiz.
(45) Christian Rätsch: Enzyklopädie der psychoaktiven Pflanzen: Botanik, Ethnopharmakologie und Anwendung, AT-Verlag.
(46) Christian Rätsch: Kulturgeschichte des Tabaks, Schamanenpflanze Tabak – Band 1+2, Nachtschatten Verlag, Schweiz.

Ayahuasca

Ayahuasca ist eine schamanische, psychoaktive Pflanzenmedizin, die seit Jahrhunderten, möglicherweise sogar seit tausenden von Jahren, von den indigenen Stämmen im gesamten oberen Amazonasgebiet, in ganz Peru, Kolumbien, Ecuador und Brasilien verwendet wird. Es gibt über 40 Namen, die für diese heilige Medizin bekannt sind, unter anderem Caapi, Natema, Daime und Yagé. Da die indigenen Völker im Amazonas vor dem rücksichtslosen Einmarsch der spanischen Konquistadoren im 16. Jahrhundert keine schriftlichen Aufzeichnungen kannten, ist die Geschichte der Verwendung von Ayahuasca relativ unbekannt. In Ecuador wurde jedoch ein zeremonieller Becher mit Spuren von Ayahuasca gefunden, von dem angenommen wird, dass er weit über 2500 Jahre alt ist.[47] Unter den noch existierenden Stämmen gibt es jedoch viele unterschiedliche Legenden und Mythen darüber, wie die Medizin zu ihnen gekommen ist. In einem traditionellen Kontext wurde Ayahuasca immer von den Schamanen eines Stammes zu Heilungs- und Wahrsagezwecken verwendet. Komplexe, teils sehr unterschiedliche Rituale umfassen die Vorbereitung, Herstellung und Anwendung dieser heiligen Pflanzenmedizin. Ayahuasca ist im Amazonasgebiet weit verbreitet und bildet dort die Grundlage der traditionellen naturheilkundlichen und schamanischen Praxis für mindestens 75 verschiedene indigene Stämme, darunter auch die Katukina, Kaxinawa, Yawanawá und Marubo-Indigenen.

Ein psychoaktiver Zaubertrank

Ayahuasca ist im wahrsten Sinne des Wortes ein Zaubertrank, ein schamanisches Heilmittel und sakrales Werkzeug par excellence.[47]

In der Regel wird dieses Gebräu aus zwei Pflanzen hergestellt - der Ayahuasca-Rebe, einer Lianenart der Familie Banisteriopsis caapi/Muricata und aus den DMT-haltigen Blättern der Chacruna-Pflanze (*Psychotria viridis*). Manchmal werden statt den Blättern der Chacruna auch die Blätter des Chaliponga-Strauches (*Diploterys cabrerana*) verwendet. Beide Pflanzen werden in einem bestimmten Mischungsverhältnis über viele Stunden hinweg, in großen Töpfen und über dem Feuer, zu einem potenten, psychedelischen Trank eingekocht. Es ist wirklich ein Rätsel, wie die Schamanen einst gelernt haben, diese beiden Pflanzen zu kombinieren. Im Amazonas-Regenwald gibt es ungefähr 80.000 katalogisierte Blattpflanzenarten, von denen bis zu 10.000 Weinreben sind. Weder der Weinstock, noch die Blattpflanze haben ein besonderes Erscheinungsbild. Doch die Heiler des Amazonas, die als archaische Psychonauten und Dschungelpharmakologen fungierten, lernten offensichtlich, wie sie eine bestimmte Rebsorte mit einer besonderen Blattart für ein hoch potentes, psychoaktives Gebräu verwenden konnten. Die

Ayahuasca-Rebe selbst gilt in Südamerika als eine Lehrer- oder Meisterpflanze, die seit langer Zeit von den indigenen Stämmen für rituelle und heilerische Zwecke eingesetzt wird und zu tranceähnlichen Zuständen und Visionen führt. Sie eröffnet dem Trinker den inneren Raum zum persönlichen und kollektiven Unterbewusstsein. Im indigenen und schamanischen Kontext wird dies die Anderswelt der Schamanen - die Welt der Ahnen und Geister genannt.

Die Zutaten und Inhaltsstoffe

Die Ayahuasca-Liane (*Banisteriopsis caapi*) ist zugleich der Namensgeber für den Zaubertrank. Sie enthält eine Fülle verschiedener Inhaltsstoffe, von denen die wenigsten bis heute pharmakologisch untersucht wurden. Die drei bekanntesten Bestandteile sind die Harman-Alkaloide – Harmin, Harmalin und Tetrahydroharmin. Harmin und Harmalin sind temporäre MAO-Hemmer, nämlich sogenannte RIMA (reversible Hemmer der Monoaminooxidase A). Sie verzögern im Verdauungstrakt die Verstoffwechslung von DMT – Dimethyltryptamin. Tetrahydroharmin ist hingegen ein schwacher Serotonin-Wiederaufnahmehemmer, d. h. es erhöht den Serotonin-Spiegel in der Gewebeflüssigkeit des Gehirns.[48] Eine Abkochung der Ayahuasca-Liane ohne weitere Zusätze wirkt in höheren Konzen-

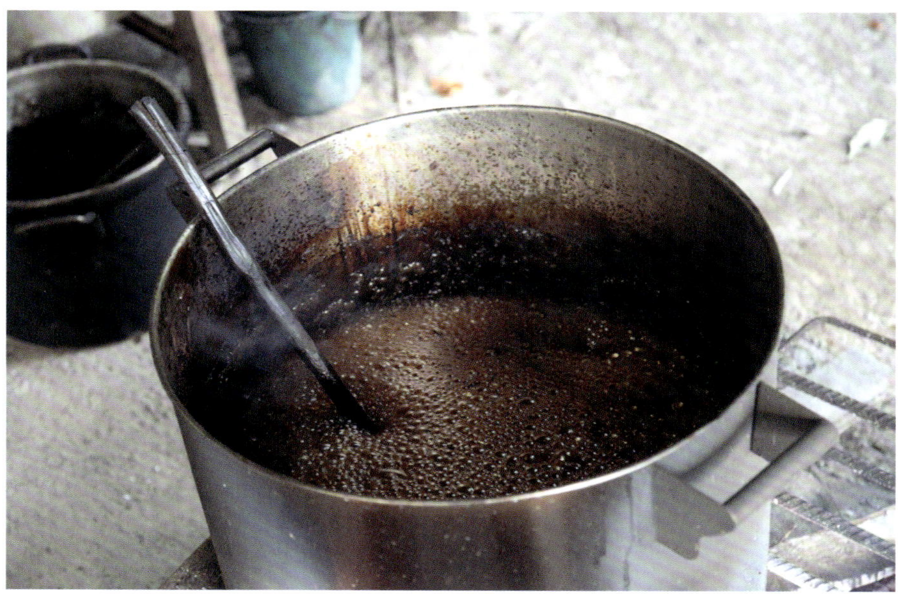

Kochtopf mit köchelndem Ayahuasca Sud

trationen aufgrund der Inhaltsstoffe psychotrop. Es können beim Trinker Wahrnehmungsveränderungen, Visionen und Zwiesprachen mit der Pflanzendeva auftreten. Körperliche Symptome können Übelkeit, Erbrechen, Schweregefühle, Hitze- oder Kälteschauer, aber auch energetisches Empfinden wie angenehmes Strömen, Pulsieren, Fließen und Tiefenentspannung sein.

Eine weitere wesentliche Zutat für den Ayahuasca-Trank sind die männlichen, DMT-haltigen Blätter der Chakruna-Pflanze (*Psychotria viridis*) oder des Chaliponga-Strauches (*Diplopterys cabrerana*). DMT (N,N-Dimethyltryptamin) ist ein stark psychoaktives und halluzinogenes Tryptamin-Alkaloid. DMT lässt sich in diversen Pflanzen, Tieren und auch im menschlichen Körper nachweisen. Es ist eine Art bewusstseinserweiterndes Vitamin für unser Gehirn und führt zu einer stark veränderten Wahrnehmung. Es löst kraftvolle visionäre Erfahrungen aus und ermöglicht uns den Zugang zu unseren verborgenen, inneren und unterbewussten Landschaften.[49]

Traditionelle Verwendung

Ursprünglich wurde Ayahuasca nicht von den Patienten eingenommen, die zum Heiler kamen, sondern nur vom Schamanen selbst. Dieser nutze das Gebräu als Diagnosewerkzeug, um die Ursachen von Krankheiten, Unglück und Problemen erkennen zu können, um daraus eine klare Diagnose zu stellen und Behandlungsmöglichkeiten zu finden. Auch für andere Zwecke wurde Ayahuasca verwendet, z. B. um wichtige Entscheidungen zu treffen, die Ahnengeister um Rat zu bitten, persönliche Potenziale zu erkennen, Konflikte zwischen Partnern, Familien und Gemeinschaften zu lösen, zur Aufklärung von Geheimnissen und Diebstählen und vieles mehr. Ayahuasca ist eine Schnittstelle innerhalb eines viel größeren Systems der schamanischen Gesundheitsversorgung im Amazonas. Die traditionelle Heilkunde in Amazonien bietet Lösungen für Krankheiten und Erkrankungen, die normalerweise nicht durch die herkömmliche Medizin behandelt werden können.[50]

Ayahuasca heute

Ayahuasca wird heutzutage selbst als Medizin verwendet, nicht nur als diagnostisches Hilfsmittel für den Heiler. Dies ist eine sehr positive Entwicklung. In den letzten 20 Jahren haben viele Menschen aus dem Westen mit der Medizin in Zeremonien gearbeitet, die von ausgebildeten Heilern geleitet wurden, um den Ursachen ihrer Zustände, Krankheiten und Ungleichgewichte persönlich zu begegnen. Der Klient wird durch das Trinken von Ayahuasca in die Lage versetzt, die Ursachen der Probleme, die in seinem Unterbewusstsein verborgen sind, selbst zu erkennen. Energetische Blockaden, Krankheiten, ein emotionales oder psycho-

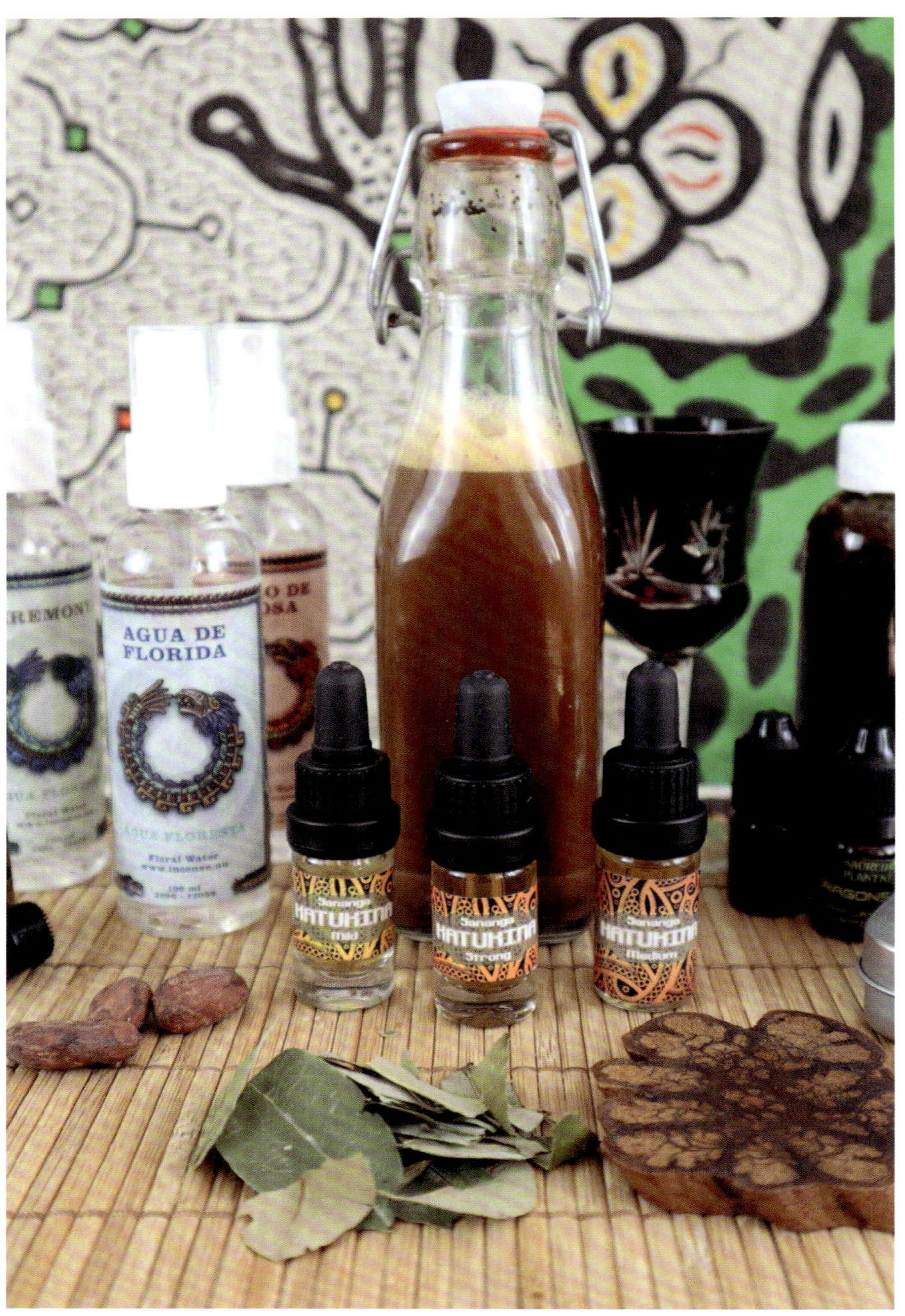

Fläschchen mit Heilpflanzenextrakten wie Agua de Florida, Yagé, Sananga

spirituelles Ungleichgewicht können dadurch gesehen, gefühlt, akzeptiert und schließlich losgelassen werden. Es ist jedoch nicht ratsam, bisweilen sogar gefährlich, Ayahuasca allein zu trinken, ohne die Anwesenheit, den Schutz und die qualifizierte Begleitung eines erfahrenen Heilers oder Therapeuten. Ayahuasca ist eine äußerst potente, psychoaktive Pflanzenmedizin und sollte stets mit großem Respekt und Integrität behandelt werden! Es ist äußerst wichtig, die traditionellen Praktiken zu verstehen und zu würdigen, die die indigenen Heiler im Laufe von tausenden Jahren in der Arbeit mit der Pflanzenmedizin entwickelt haben. Jedoch sind wir hier im Westen keine Regenwald-Indigene und leben in einer völlig anderen Welt. Wir müssen hier unsere eigenen Wege finden, um mit unseren Problemen, Krankheiten und täglichen Herausforderungen zurechtzukommen. Ayahuasca kann, so wie Kambô auch, dabei helfen, unseren Heilprozess anzuschieben. Heilung muss jedoch immer als ein ganzheitlicher Prozess verstanden werden und geschieht auf körperlicher, emotionaler und mentaler Ebene. Der Körper ist der emotionalen und mentalen Ebene untergeordnet. Erkennen wir unsere krankmachenden Gedankenmuster und negativen Verhaltensweisen, lernen wir bewusst loszulassen und erlauben uns vollumfänglich unsere Gefühle zu fühlen, so reguliert sich das gesamte energetische System fast von selbst. Im Grunde brauchen wir nur aus dem Weg zu treten und krankmachende Handlungen zu unterlassen. Unsere Selbstheilungskräfte bzw. unser Innerer Heiler übernimmt dann und alles kommt ganz natürlich wieder ins Gleichgewicht.

Kambô & Ayahuasca

Die Froschmedizin Kambô hat, genau wie die Pflanzenmedizin Ayahuasca, ein enormes Potenzial. Kambô wirkt vor allem auf der körperlichen und teilweise auch energetischen Ebene. Es reinigt den Organismus von krankmachenden Erregern, Giftstoffen und negativen Energien. Der Frosch hilft uns dabei, alte, eingelagerte Sedimente in den Geweben und Energiezentren loszulassen und regt somit unser gesamtes Immunsystem auf einzigartige Weise an.

Kambô kann eine wunderbare Vorbereitung auf innere schamanische Reisen sein. Es öffnet unseren Organismus für die Pflanzenmedizin, schärft die Wahrnehmung aller Sinne und sensibilisiert uns für die Vorgänge in unserem Inneren. Zudem verhilft eine vorbereitende Kambô-Sitzung zu einer tiefen Entspannung, Gelassenheit und inneren Ruhe, was eine optimale Voraussetzung für eine Ayahuasca-Zeremonie darstellt. Auch nach oder zwischen zwei Zeremonien kann Kambô angewendet werden, um so den therapeutischen Prozess und die Heilarbeit zu unterstützen. Es ist daher ratsam und hat sich in der Praxis sehr bewährt, einige Tage - oder besser direkt einen Tag - vor einer Ayahuasca-Zeremonie eine Kambô-Anwendung durchzuführen. Der Prozess wird dadurch vertieft und oft auch nachhaltiger erlebt.

Ayahuasca wirkt, im Gegensatz zu Kambô, nicht nur auf den physischen Körper, sondern arbeitet je nach Pflanzenmischung und Dosierung auch auf allen anderen Ebenen unseres Menschseins. Ayahuasca kann auch körperlich reinigend wirken, indem es uns zum Erbrechen bringt, um alten Schmutz loszulassen. Sie konfrontiert uns jedoch zudem sehr häufig mit unseren nicht gewollten und ungeliebten Emotionen, hält uns unerbittlich den Spiegel vor die eigene Nase und zeigt uns die dunklen Seiten unserer Ego-Welt. Sie will, dass wir erwachsen werden und die volle Verantwortung für unsere Gedanken, Worte und Taten übernehmen. Die bewusste Auseinandersetzung mit unseren Ängsten und Schatten ist ein wesentlicher Aspekt auf dem Weg der Heilung und Ganzwerdung. Sind wir durch die Dunkelheit in uns gegangen, können wir wahrhaftig das Licht, die unschuldige Freude und grenzenlose Liebe in unserem Inneren erkennen. Kambô und Ayahuasca können uns auf diesem Weg als Heiler und Lehrer dienen.

„Wenn es dein Ziel ist, dich eines Tages selbst zu kennen,
dann musst du den Pfad des Kriegers wählen.
Dieser Weg führt dich zu der Dunkelheit in deinem Herzen.“
(Zitat aus dem Film: „Blueberry“)

(47) Claudia Müller-Eberling, Christian Rätsch, Arno Ardelaar: Ayahuasca: Rituale, Zaubertränke und visionäre Kunst aus Amazonien, AT-Verlag, 2006.
(48) Christian Rätsch: Enzyklopädie der psychoaktiven Pflanzen. Botanik, Ethnopharmakologie und Anwendung, AT-Verlag, 2007 = 1. Auflage 1998 oder neueste korrigierte 14. Auflage 2016.
(49) Markus Berger: DMT: Forschung, Anwendung, Kultur, AT-Verlag 2017.
(50) Jeremy Narby, Sabine Mehl: Die kosmische Schlange: Auf den Pfaden der Schamanen zu den Ursprüngen des modernen Wissens, Klett-Cotta-Verlag 2007.

Rechtliche Hinweise

Kambô ist weder ein Gift noch eine psychoaktive Droge, sondern gehört meiner Meinung nach in die Kategorie Naturheilmittel. Kambô ist erfreulicherweise derzeit noch in den meisten Ländern legal! Die einzige Einschränkung, die mir bekannt ist, gibt es in Brasilien, wo es verboten ist, Kambô zu verteilen oder zu vermarkten. Dies wurde per Gesetz verabschiedet, um angeblich vor Biopiraterie zu schützen und die traditionellen Heilweisen der eingeborenen Stämme zu bewahren. Möglicherweise stehen aber auch andere Interessen dahinter. Zum Beispiel die Pharmalobby, die möglicherweise kein Interesse daran hat, Naturheilmittel wie Kambô einer breiten Öffentlichkeit zugänglich zu machen. Wie dem auch sei, die Kambô-Anwendung ist im Augenblick vollkommen legal. Jedoch muss an dieser Stelle noch einmal ausdrücklich darauf hingewiesen werden, dass eine Kambô-Behandlung auf gar keinen Fall den Besuch beim fachkundigen Arzt, Heilpraktiker oder Psychotherapeuten ersetzt. Kambô regt möglicherweise die Selbstheilungskräfte an und unterstützt unser Immunsystem dabei, widerstandsfähiger zu werden. Daher kann es durchaus zur Prävention, als mögliche Unterstützung einer schulmedizinischen Therapie oder begleitend zur naturheilkundigen Behandlung oder Psychotherapie angewendet werden. Sofern keine Kontraindikationen vorliegen und die Anwendung von einem erfahrenen Kambô-Praktiker durchgeführt wird, ist die Froschsekretimpfung weitestgehend sicher und risikoarm. Vor einem unsachgemäßem Gebrauch oder gar einem Missbrauch ist dringend abzuraten. In solchen Fällen kann dem Anwender großer Schaden entstehen. Im Zweifelsfall sollte immer ein Arzt oder Heilpraktiker befragt und eventuell von einer Anwendung abgeraten werden.

Meine Gedanken zur Ökologie und zu einem Leben in wechselseitiger Beziehung

Die Ökologie ist die Wissenschaft von den Wechselbeziehungen zwischen den Lebewesen und ihrer Umwelt.[51] Sie befasst sich mit dem Zusammenspiel von Mensch, Tier, Klima, Boden, Wasser und Luft. Umweltschutz (umgangssprachlich für Ökologie) bezeichnet die Gesamtheit aller Maßnahmen zum Schutze der Umwelt, um die Gesundheit des Menschen zu erhalten[52] und auch für folgende Generationen zu bewahren. Da wir als menschliche Lebewesen nicht getrennt sind vom Ökosystem des Planeten, stehen wir also, genau wie alle anderen Lebewesen auch, in enger Verbindung und wechselseitiger Beziehung mit unserer Umwelt. Und das bedeutet auch, dass wir davon abhängig sind. Wir Menschen brauchen sauberes Trinkwasser, saubere Luft und Nahrungsmittel, die nicht mit gesundheitsschädigenden Chemikalien belastet sind. Wir sind abhängig davon, dass das Ökosystem intakt und das Klima in einem natürlichen Gleichgewicht ist. Umweltschutz beugt Beeinträchtigungen der Umwelt vor, drängt sie zurück und stellt natürliche Ressourcen wieder her, soweit das möglich ist. Die Menschheit als Ganzes muss bewusst Verantwortung für den Umgang mit der Umwelt übernehmen. Die Nutzung der natürlichen Ressourcen darf nicht dem einseitigem Vorteil und der Bereicherung Einzelner dienen. Angesichts einer wachsenden Weltbevölkerung und des Strebens nach einem möglichst hohen Lebensstandard, in Verbindung mit einer zunehmenden globalen Vernetzung, sowie technischem und wissenschaftlichem Fortschritt, steigt die globale Wirtschaftsleistung permanent an. Dies hat dazu geführt, das der Mensch zunehmenden Einfluss auf die gesamte Biosphäre des Planeten hat. Umweltschutz ist wichtiger denn je und wird auch für folgende Generationen immer wichtiger werden. Unsere Ressourcen werden immer knapper, täglich holzen wir hektarweise Regenwald ab. Wir vergiften mit aggressiven Chemikalien unsere Ackerböden, verpesten die Luft mit Abgasen, zerstören unseren natürlichen Lebensraum, beuten die Natur hemmungslos aus, führen Kriege gegen unser Gleichen. In den Ozeanen gibt es bald mehr Plastik als Fische. Milliarden von Menschen leben in Armut, müssen Hunger und Krankheit erleiden, während ein kleiner Teil maßlosen Wohlstand genießt und auf Kosten von Mensch und Natur exzessive Verschwendung praktiziert. Wo soll das hinführen? Wem dient das?

Wir brauchen neue Werte in Bezug auf uns selbst, unsere menschliche Gemeinschaft und den Planeten Erde. Werte, die unsere persönliche Entwicklung unterstützen, die dem Wohle der Menschheit und des gesamten Ökosystems dienen.

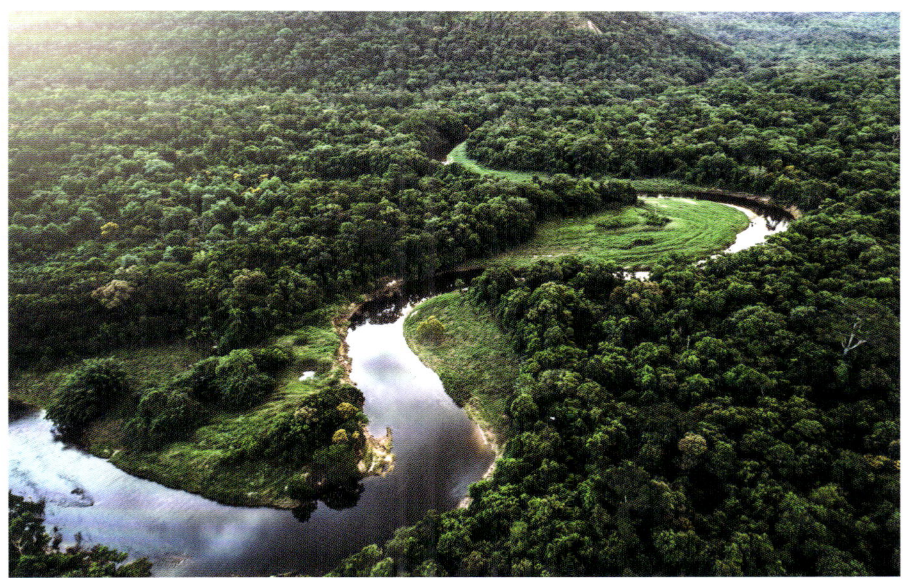

Amazonas Regenwald mit natürlichem Flusslauf

Doch wie können wir unser Wissen und unsere technologischen Errungenschaften in den Dienst für Mensch und Natur stellen? Wir brauchen dringend nachhaltige Konzepte und Handlungsstrategien, die den langfristigen und rücksichtsvollen Umgang mit unseren natürlichen Ressourcen ermöglichen. Doch all das ist nichts Neues. Die Wissenschaft weiß längst, wie es um den Planeten und die Umwelt steht. Alle reden davon. Ja, es gibt natürlich weltweit viele lobenswerte Organisationen, die sich für mehr Nachhaltigkeit und Umweltschutz stark machen. Es gibt vielversprechende Ansätze, die Weltmeere zu reinigen, Wälder wieder aufzuforsten, giftige Chemikalien aus der Agrarindustrie zu verbannen und so weiter. Und ja, es gibt auch destruktive Kräfte, die kein Interesse am Gemeinwohl und einer gesunden Umwelt haben. Egoistische Kräfte in uns Menschen, die sich nur um sich selbst scheren, nur darauf aus sind Macht, Kontrolle und Gewinnmaximierung zu betreiben und denen es egal ist, ob die Meere in Plastik versinken, die Regenwälder platt gemacht werden und die Menschheit sich durch Hungersnöte, Zivilisationskrankheiten und Kriege selbst zu Grunde richtet. Diesen Kräften müssen wir - in uns - ins Auge schauen. Veränderung beginnt immer in uns selbst. Naiv ist es zu hoffen, dass die Anderen unseren Job machen. Jeder von uns ist aufgefordert, täglich bei sich selbst zu beginnen. Wobei wir wieder bei der Eigenverantwortung wären.

Es geht also um die Ökologie des Bewusstseins, wie der 2019 verstorbene Bewusstseinsforscher Ralph Metzner es nannte.[53] Da kommen wir einfach nicht drum herum. Wie denke, fühle und verhalte ich mich? Wie sieht mein tägliches Leben aus? Wie ernähre ich mich? Wie konsumiere ich? Gibt mir der maßlose Konsum wirklich das, was mich gesund und glücklich sein lässt? Braucht es diese ganzen 1000 Dinge, die meinen Alltag anfüllen, wirklich? Dient mein Konsumverhalten mir selbst, meiner Umwelt und dem Planeten? Habe ich mir überhaupt schon einmal diese Fragen gestellt? Wie sollte die Erde meiner Meinung nach sein, damit auch meine Kinder, Enkel und Urenkel noch einen lebenswerten Ort vorfinden, gesunde Nahrung, sauberes Wasser und frische Luft zum atmen haben? Viele offene Fragen.

Wenn wir die indigenen Kulturen dieser Erde betrachten, ohne uns von unserer arroganten westlichen Perspektive über diese sogenannten Primitiven zu erhöhen, sondern uns ihnen respektvoll und in Achtung ihrer Kulturen und Traditionen nähern, können wir sehr viel von ihnen lernen. Zum Beispiel, wie wir in Harmonie mit der Natur und anderen Lebewesen leben können. Oder über Einfachheit und wie wir uns nur das zum Leben nehmen, was wir auch tatsächlich benötigen. Dankbarkeit und Zufriedenheit mit dem, was uns das Leben täglich schenkt, sind weitere Qualitäten, die wir von ihnen lernen können. Respekt vor der Natur und allem was lebendig ist. Ehrfurcht vor dem Mysterium des Lebens. Doch wie lernt der Mensch Demut und Ehrfurcht? Doch nur durch eigene Erfahrung. Durch Erfahrungen, die uns an existentielle Grenzen bringen, uns unsere Ängste und Verletzlichkeit vor Augen führen und uns bewusst machen, dass unser Leben ein Geschenk ist, weil es nämlich endlich ist. Initiationsriten sorgten in den alten Stammeskulturen dafür, dass der einzelne Mensch seinen natürlichen Platz findet - in der Gemeinschaft ebenso wie in seiner Umwelt. Und genau solche Erfahrungen kann uns möglicherweise Kambô im Zusammenhang mit anderen schamanischen Heilmitteln und neo-schamanischen Praktiken vermitteln.[54/55/56]

(51) https://www.duden.de/rechtschreibung/Oekologie

(52) W. Nobel: Begriffe aus Ökologie und Umweltschutz: Ein kleines Kompendium (Wirtschaft und Umwelt. Band 31). Nürtingen 2011, S. 143.

(53) Ökologie des Bewusstseins: Buchreihe, bestehend aus 7 Titeln von Ralph Metzner, Nachtschattenverlag,15. März 2015.

(54) Dow, J.: Universal aspects of symbolic healing: A theoretical synthesis. American Anthropologist, 88(1), 56-69, 1986.

(55) Waldram, J. B.: The efficacy of traditional medicine: Current theoretical and methodological issues. Medical Anthropology Quarterly, 14(4), 603-625, 2000.

(56) Winkelman, M.: Shamanism: A biopsychosocial paradigm of consciousness and healing (2nd ed.). Santa Barbara, 2010.

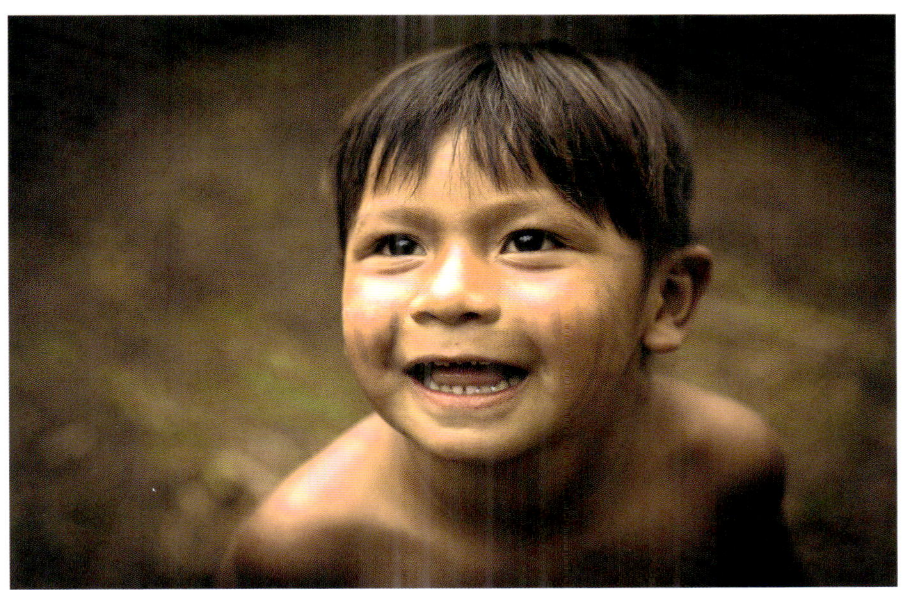

Erklärung der medizinischen Begriffe

Darmmotilität: Unter Darmmotilität versteht man die „Bewegungsfähigkeit" des Darmes, deren anatomische Grundlage die Darm-Muskulatur bildet.

gastrointestinal: Der Gastrointestinaltrakt (von altgrieschisch γαστήρ (*gastēr)*, deutsch ‚Magen' und lateinisch (*intestinum)*, ‚Darm') ist unser Magen-Darm-Trakt.

Hypotonie: Die Hypotonie (von altgriechisch ὑπό (hypó) = unter und τόνος (tónos) = Spannung), beschreibt eine „Unter-Spannung" des normalen Blutdrukkes, sprich einen zu niedrigen Blutdruck. Das Gegenteil, also Bluthochdruck, nennt man Hypertonie.

kardiovaskulär: Das kardiovaskuläre System besteht aus Herz und Blutgefäßen. Der Blutkreislauf, umgangssprachlich auch kurz Kreislauf genannt, ist der Weg, den das Blut in unserem Körper zurücklegt. Es handelt sich um ein komplexes Strömungssystem des Blutes, das von unserem Herzen und von einem Netz aus Blutgefäßen gebildet wird.

neuroaktiv: Als neuroaktiv (von altgriechisch νεῦρον (neuron) - Sehne, Nerv) bezeichnet man körpereigene Substanzen oder bestimmte Stoffe bzw. Medikamente, die einen Einfluss auf unsere Nervenzellen bzw. die Signalübertragung im Nervengewebe ausüben.

Pankreassekretion: Das Pankreas, auch Bauchspeicheldrüse genannt, ist ein quer im Oberbauch hinter dem Magen liegendes Drüsenorgan, welches Verdauungsenzyme, sog. „Pankreassäfte", in den Zwölffingerdarm abgibt. Dieser Vorgang wird als Sekretion (lateinisch *secretio* = Absonderung) bezeichnet.

parasymphatisches Nervensystem: Das parasymphatische Nervensystem wird auch vegetatives Nervensystem genannt und ist der Teil unseres Nervensystems, der die inneren Organe, einschließlich Blutgefäße, Magen, Darm, Leber, Nieren, Harnblase, Genitalien, Lunge, Pupillen, Herz, Schweiß- und Speichelfluss sowie Verdauungsdrüsen, versorgt.
Das vegetative Nervensystem besteht aus zwei wichtigen Abschnitten, dem Sympathikus und dem Parasympathikus.

Der Sympathikus reguliert die Vorbereitung des Körpers auf Stress- oder Notfallsituationen, wie Kampf oder Flucht. Daher erhöht er den Puls und die Kraft der Herzkontraktionen und erweitert (dilatiert) die Atemwege, um das Atmen zu erleichtern. Er veranlasst den Körper, gespeicherte Energie freizusetzen. Die Muskelkraft erhöht sich. Dieser Abschnitt ist auch dafür verantwortlich, dass die Handflächen schwitzen, die Pupillen sich erweitern und die Nackenhaare sich sträuben. Er verlangsamt die in Notfallsituationen weniger wichtigen Körperprozesse, z. B. Verdauung und Harndrang.

Der Parasympathikus hingegen reguliert die Steuerung von Körperprozessen in normalen Situationen. Er ist im Allgemeinen für Erhaltung und Wiederherstellung zuständig, verlangsamt den Puls, senkt den Blutdruck und stimuliert den Darmtrakt, Nahrung zu verarbeiten und Abfallprodukte zu beseitigen. Die aus der Nahrungsverarbeitung gewonnene Energie wird zur Wiederherstellung und Bildung von Gewebe verwendet.

reversibles Syndrom: Unter einem reversiblen (von lateinisch *reverti* = umkehren/*umkehrbar*) Syndrom versteht man in der Medizin und Psychologie eine Kombination von verschiedenen Krankheitszeichen (beim Kambô Symptome wie Hitze, Schwellung, Übelkeit, erhöhter Puls, Schwitzen, Frieren, Zittern usw.), die typischerweise gleichzeitig und gemeinsam auftreten und nach kurzer Zeit wieder vollständig verschwinden.

Tachykardie: zu schneller Herzschlag, beim erwachsenen Menschen eine Pulsfrequenz von über 100 Schlägen pro Minute in Ruhe. Mit Bradykardie dagegen bezeichnet man einen verlangsamten Herzschlag von unter 60 Schlägen pro Minute.

vasoaktiv: Vasoaktive Substanzen sind Stoffe, welche den Gefäßtonus, also die Spannung unserer Gefäße, beeinflussen. Zum Beispiel sog. Vasodilatatoren, welche eine gefäßerweiternde und damit blutdrucksenkende Wirkung haben. Und sog. Vasokonstingenzien, die wiederum eine gefäßverengende, blutdrucksteigernde Wirkung aufweisen.

vasodilatatorisch: (von lateinisch *vas* = Gefäß*; dilatare* = ausbreiten, dehnen) bedeutet „gefäßerweiternd".

Liste der Organisationen

Brasilianische Ayahuasca-Religionen:

Santo Daime
http://www.santodaime.org

União do Vegetal
https://udv.org.br

Mittlerweile gibt es eine ganze Reihe von Anbietern und Organisationen, bei denen man - teils kostspielige - Ausbildungen zum zertifizierten Kambô-Praktiker absolvieren kann:

IAKP - International Association of Kambo Practitioners: https://iakp.org/

https://rainforesthealingcenter.com

https://www.planetkambo.com

http://www.kambonaturista.com

Bildnachweis

alle Fotos © René Schliwinski außer:
© istockphoto.com: S. 10-Global IP; S. 17 & 18-Farinosa; S. 30-KalypsoWorld-Photography; S. 31-Luorman; S. 32-Brasil2; S. 35-webguzs; S. 47-Patrick Daxenbichler; S. 58-Hvoenok; S. 63-frentusha; S. 65-12MN; S. 82-horkins; S. 84-Renphoto; S. 86-traffic_analyzer; S. 93-FG Trade; S. 95-filipefrazao.
© Alamy Stock Photo: S. 15-Melba Photo Agency; S. 21 & 23-Pawel Bienkowski; S. 24-Bjorn Svensson; S. 38-History and Art Collection; S. 76-BrazilPhotos; S. 77-WENN Rights Ltd.; S. 79-PA Images.
© Bryan Friedenberger: S. 8, 80 & 83.

Über den Autor

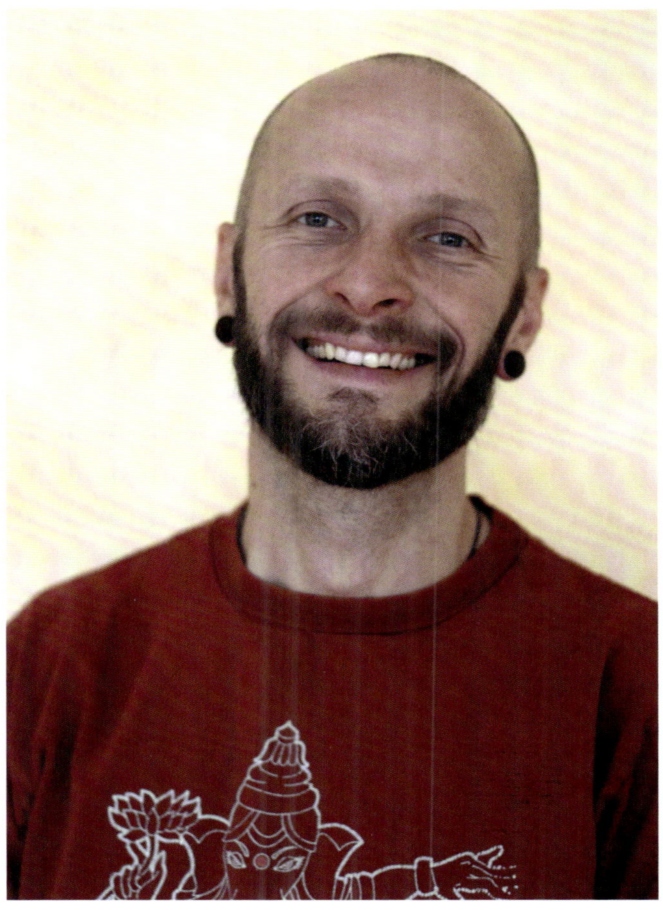

René Schliwinski wohnt in Chemnitz und hat mehr als 20 Jahre Erfahrung mit Hatha Yoga, Kundalini Tantra, Neo-Schamanismus, holotropen Bewusstseinszuständen, Transpersonaler Psychotherapie und innerer Arbeit. Er praktiziert und lehrt einen integralen Yoga, der Ost und West, Tradition und Wissenschaft, Philosophie und Psychologie vereint.

Gern folgt René euren Einladungen für Vorträge, Workshops und Retreats im In- und Ausland.

www.kambo-ritual.de

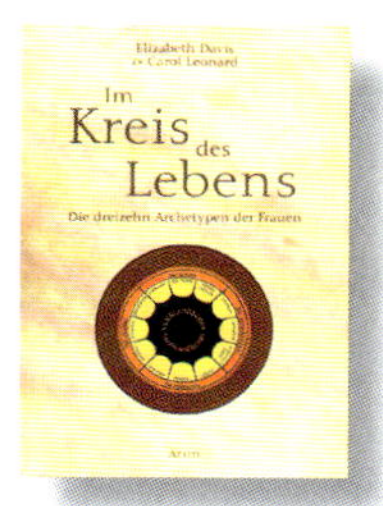

E. Davis & C. Leonard
Im Kreis des Lebens
Die 13 Archetypen der Frauen
Hardcover
ISBN 978-3-86663-103-8

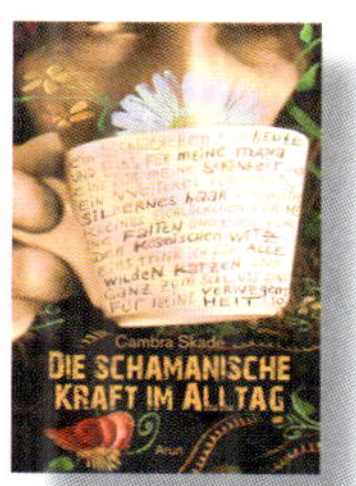

Cambra Maria Skadé
Die schamanische Kraft im Alltag
Hardcover
ISBN 978-3-86663-116-8

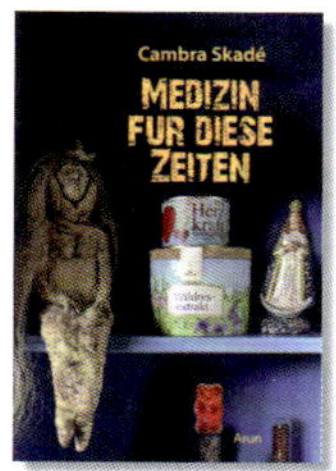

Cambra Maria Skadé
Medizin für diese Zeiten
Hardcover
ISBN 978-3-86663-132-8

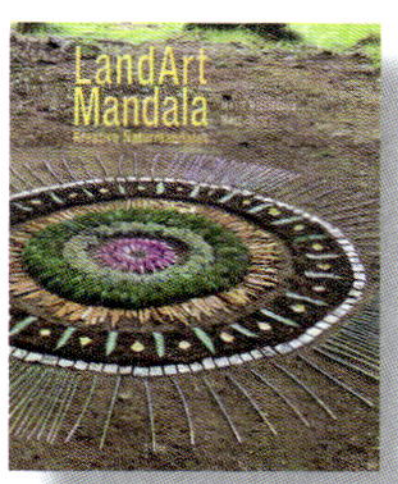

M. Milliéroux & M. Pouyet
LandArt-Mandala
Kreative Naturmandalas
Hardcover
ISBN 978-3-86663-119-9

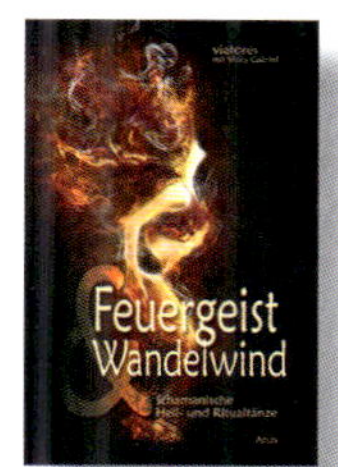

viatores & Vicky Gabriel
Feuergeist & Wandelwind
Schamanische
Heil- und Ritualtänze
Hardcover & CD
ISBN 978-3-86663-090-1

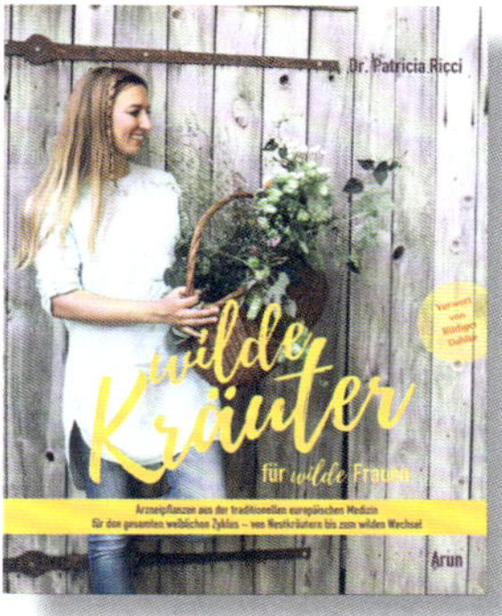

Patricia Ricci
Wilde Kräuter für wilde Frauen
Wilde Pflanzenarzneien für die eigene Frauen-Natur-Apotheke
Hardcover
ISBN 978-3-86663-117-5

Das Gesamtprogramm des Verlages sehen Sie auf unserer Homepage. Hier finden Sie neben dem Gesamtverzeichnis und unserem Onlineshop viele Informationen zu unseren Titeln, Inhaltsverzeichnisse, Lese- und Hörproben, eine aktuelle Liste mit Veranstaltungen unserer Autoren und noch einiges mehr:

www.arun-verlag.de